高等卫生职业教育创新实验(训)教材

人体解剖学实验指导

主　编　侯小丽　杨　璞
副主编　李　晓　宋亚琼
编　者　(按姓氏笔画排序)
　　　　王登科　郑州市洪宇医教设备有限公司
　　　　邓爱民　郑州澍青医学高等专科学校
　　　　朱丽娟　郑州大学附属郑州中心医院
　　　　李　晓　郑州澍青医学高等专科学校
　　　　李建华(女)　郑州澍青医学高等专科学校
　　　　李建华(男)　郑州澍青医学高等专科学校
　　　　李承钰　郑州颐和医院
　　　　杨　璞　郑州澍青医学高等专科学校
　　　　宋亚琼　郑州澍青医学高等专科学校
　　　　张志乾　河南省洛阳正骨医院(河南省骨科医院)
　　　　陈四清　河南中医药大学
　　　　侯小丽　郑州澍青医学高等专科学校
　　　　贺　生　郑州澍青医学高等专科学校
　　　　穆卫卫　郑州澍青医学高等专科学校

河南大学出版社
HENAN UNIVERSITY PRESS
·郑州·

图书在版编目(CIP)数据

人体解剖学实验指导/侯小丽,杨璞主编.--郑州:河南大学出版社,2022.9
ISBN 978-7-5649-5341-6

Ⅰ.①人… Ⅱ.①侯…②杨… Ⅲ.①人体解剖学-实验 Ⅳ.①R322-33

中国版本图书馆 CIP 数据核字(2022)第 181406 号

策划编辑	阮林要
责任编辑	张雪彩
责任校对	聂会佳
封面设计	史林英

出版发行	河南大学出版社		
	地址:郑州市郑东新区商务外环中华大厦 2401 号	邮编:450046	
	电话:0371-86059750(高等教育与职业教育分公司)		
	0371-86059701(营销部)		
	网址:hupress.henu.edu.cn		
排　版	郑州宁昌印务有限公司		
印　刷	河南美轩印务有限公司		
版　次	2022 年 9 月第 1 版	印　次	2022 年 9 月第 1 次印刷
开　本	787 mm×1 092 mm　1/16	印　张	14.75
字　数	323 千字	定　价	54.00 元

本书如有印装质量问题,请与本社联系调换。

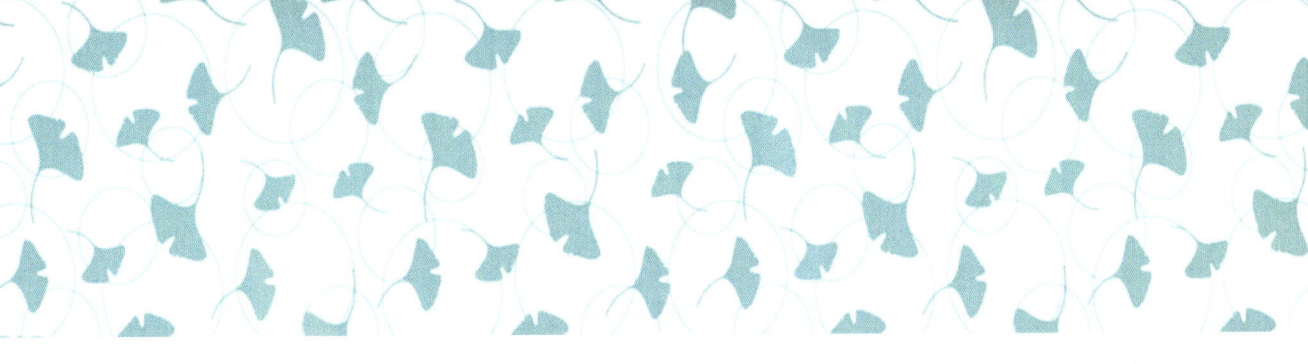

编审委员会名单

主 任 委 员 王左生　孟宪锋　徐玉芳
副主任委员 王　晨　潘守政　江开春　贺　生
委　　　员 王丙申　侯小丽　任　文　李福琴
　　　　　　　张佩琛　严　巍　王宪龄　高洪君
　　　　　　　李　省　廖仲夏　齐　蕊

前 言

人体解剖学是研究正常人体形态结构的科学。医学研究的对象是人，只有在充分认识人体形态结构的基础上，才能正确理解人体的生理功能和病理变化，进而进行准确诊断和治疗疾病。因此，它是医学科学中一门非常重要的基础课程。

人体解剖学属于生物科学中形态学的范畴，其本身有内在的教学规律。在学习中，仅靠抽象的理论讲述很难使学生产生清晰的形态概念，当然也无法正确掌握人体各器官之间的位置关系。因此，感性认识验证理性认识是一个必然的过程。而这一过程只有在实验室内，借助于尸体标本、模型、挂图等多种教学手段才能进行，且能收到"一目了然"的良好教学效果。故加强实验课教学，是解剖学教学的一个重要环节。为此，我们组织了在解剖学教学一线工作、有丰富教学经验的老师，参考专科学校多种《人体解剖学》教材，编写了《人体解剖学实验指导》，供专科层次的各类医学生实验课使用，旨在帮助学生学好该门课程。

医学高等专科学校是为医疗卫生保健工作培养具有高素质、高技能的应用型人才服务的。为了更好地完成这一目标，根据实际情况，参照临床医学专业《人体解剖学》课程标准，结合我校临床医学专业教学计划和授课要求，本书编写了13个实验项目，每个实验项目又包含2~5个实验任务，每个实验任务1~2学时，共52学时；口腔医学专业、中医学专业、护理专业、康复治疗技术专业、口腔医学技术专业等非临床医学专业的学生可参考13个实验项目的内容，结合专业特点及授课要求取其核心内容在实验课中学习。

本书中每节实验教学均包括实验目的、实验材料、实验内容、实验情境、实验步骤、注意事项、实验作业和思考题八个部分，指导学生的实验过程和实验方法，以帮助其顺利完成实验任务。在明确了每次实验的学习目标，理论的重点、难点和综合知识的同时，我们加强了实验步骤的编写，力争学生一册在手，即可顺利完成实验。同时，本书有机地融合了课程思政内容，并适当地结合临床知识，学以致用，以培养学生正确的三观及独立思考和解决问题的能力。

尽管我们十分尽心，但受能力、学识和资讯等的限制，书中不当之处在所难免。好在本书经过编写团队全体成员逐级审阅、修改得以完善,在此特向为编写本书付出辛苦努力的团队成员表示深深的谢意。同时,恳请广大师生在使用中多提宝贵意见,以便再版时修改和进一步完善。

编者
2022 年 4 月

目 录

模块一 运动系统 ··· 001
 项目一 骨学 ··· 003
  任务一 躯干骨 ··· 003
  任务二 颅骨 ··· 012
  任务三 上肢骨 ··· 019
  任务四 下肢骨 ··· 025
 项目二 骨连结 ··· 031
  任务一 躯干骨连结 ··· 031
  任务二 颅骨连结 ··· 039
  任务三 上肢骨连结 ··· 043
  任务四 下肢骨连结 ··· 049
 项目三 骨骼肌 ··· 056
  任务一 头、颈肌 ··· 056
  任务二 躯干肌 ··· 063
  任务三 上肢肌 ··· 071
  任务四 下肢肌 ··· 079
模块二 内脏学 ··· 087
 项目四 消化系统 ··· 089
  任务一 消化管 ··· 089
  任务二 消化腺 ··· 098
 项目五 呼吸系统 ··· 102
  任务一 呼吸道 ··· 102
  任务二 肺、胸膜与纵隔 ··· 107
 项目六 泌尿系统 ··· 111
  任务一 肾 ··· 111

任务二　输尿管、膀胱、尿道 …… 116
　项目七　生殖系统 …… 121
　　　任务一　男性生殖系统 …… 121
　　　任务二　女性生殖系统 …… 126

模块三　脉管系统 …… 131
　项目八　心血管系统 …… 133
　　　任务一　心 …… 133
　　　任务二　动脉 …… 140
　　　任务三　静脉 …… 148
　项目九　淋巴系统 …… 156
　　　任务一　淋巴管道 …… 156
　　　任务二　淋巴器官 …… 160

模块四　感觉器 …… 165
　项目十　视器 …… 167
　　　任务一　眼球 …… 167
　　　任务二　眼副器 …… 172
　项目十一　前庭蜗器 …… 175
　　　任务一　外耳 …… 175
　　　任务二　中耳 …… 178
　　　任务三　内耳 …… 181

模块五　神经系统和内分泌系统 …… 185
　项目十二　神经系统 …… 187
　　　任务一　脊髓 …… 187
　　　任务二　脑 …… 191
　　　任务三　脑和脊髓的被膜、血管及脑脊液循环 …… 199
　　　任务四　脊神经 …… 204
　　　任务五　脑神经 …… 212
　项目十三　内分泌系统 …… 219
　　　任务一　甲状腺与甲状旁腺 …… 219
　　　任务二　肾上腺 …… 223
　　　任务三　垂体 …… 226

参考文献 …… 228

模块一 运动系统

致謝

项目一 骨 学

任务一 躯干骨

一、实验目的

1. 掌握骨的形态和结构;椎骨的一般形态、结构和分部,各部椎骨的特征;躯干骨的骨性标志。
2. 熟悉肋骨和胸骨的形态、结构。
3. 了解骨的化学成分和物理性质。
4. 具备看标本识结构和在活体准确触摸重要骨性标志的能力。
5. 对骨的生长、骨髓移植等有科学的认识,尊重科学、实事求是;结合遗体捐献理解生命的意义,感悟无私奉献的崇高精神;加强对我国遗体捐献现状和捐献流程的了解,呼吁更多的人加入遗体捐献的队伍。

二、实验材料

1. 新鲜的长骨纵剖标本,长骨纵切面标本,煅烧骨和脱钙骨,完整骨架,游离椎骨、骶骨、胸骨和肋骨标本。
2. 串连椎骨模型,脊柱模型。
3. 成人和儿童骨X射线片。
4. 超轻彩色黏土。

三、实验内容

(一)骨的形态
1. 长骨　呈长管状,分布于四肢,如尺骨和掌骨。
2. 短骨　形似立方体,多成群分布于连结牢固且较灵活的部位,如腕骨和跗骨。
3. 扁骨　呈板状,如颅盖骨和肋骨。
4. 不规则骨　形状不规则,如椎骨。

(二)骨的构造

1.骨膜 覆盖于除关节面以外的骨表面,富含血管、神经和淋巴管。

2.骨质 是骨的主体部分,又分骨密质和骨松质。骨密质致密坚硬,耐压性强,分布于骨的表面;骨松质呈海绵状,位于骨的内部。

3.骨髓 充满于骨松质的间隙和长骨的骨髓腔内,是人体最重要的造血器官,可分红骨髓和黄骨髓两种。胎儿和婴幼儿时期的骨髓都是红骨髓,有造血功能;大约 5 岁以后长骨骨髓腔内的红骨髓被大量的脂肪组织代替,呈黄色,称黄骨髓,失去造血活力。

(三)骨的理化性质

骨的理化性质见表 1-1。

表 1-1 骨的理化性质

化学成分	物理特性	比例(%)			临床意义
		幼儿	成年人	老年人	
有机质(胶原纤维和黏多糖蛋白)	韧性、弹性	50	30	<25	幼儿骨弹性较大、硬度较小,易发生"青枝状骨折";而老年人骨脆性较大,易发生"粉碎性骨折"
无机质(钙盐)	坚硬、挺实	50	70	>75	

(四)躯干骨

成人躯干骨包括 24 块椎骨、1 块骶骨、1 块尾骨、1 块胸骨和 12 对肋,分别参与构成脊柱、骨盆和胸廓。

1.椎骨的一般形态 椎骨由前方短圆柱形的椎体和后方板状的椎弓组成。椎体与椎弓围成椎孔。椎弓又分为椎弓根和椎弓板。椎弓根为连接椎体的缩窄部分,其上、下缘各有一切迹分别称为椎上、下切迹,相邻椎骨的椎上、下切迹共同围成椎间孔,有脊神经和血管通过。椎弓板上伸出 7 个突起,即:向两侧伸出的一对横突,向上伸出的一对上关节突,向下伸出的一对下关节突,向后伸出单一的棘突。

2.各部椎骨的特点 各部椎骨的特点比较见表 1-2。

表 1-2 各部椎骨的特点比较

各部椎骨	椎体	椎孔	棘突	横突
颈椎	小、鞍状	大、三角形	短、大多分叉(除 1、7 外)	有横突孔
胸椎	较大、有肋凹	较小、圆形	长、斜向后下	有横突肋凹
腰椎	大、蚕豆形	钝三角形	粗大、板状、水平向后	无上述结构

3.特殊颈椎

(1)寰椎:第 1 颈椎,呈环形,无椎体、棘突和关节突,由前弓、后弓和两侧的侧块构成。侧块上下有关节面分别与枕髁和第二颈椎相关节,前弓的后面有齿突凹,与枢椎的齿突相关节。

(2)枢椎:第2颈椎,由椎体向上伸出齿突。

(3)隆椎:第7颈椎,棘突特别长,末端不分叉,体表容易触及,为临床计数椎骨序数的标志。

4.骶骨　由5块骶椎融合而成,有椎骨融合后的遗迹,因此骶骨有些结构与椎骨相似。

骶骨呈三角形,底在上,尖向下。前面凹陷,上缘中份向前隆凸称岬。中部有四条横线,是椎体融合的痕迹。横线两端有4对骶前孔。背面隆凸粗糙,正中线上有骶正中嵴,嵴外侧有4对骶后孔。骶前、后孔均与骶管相通,有骶神经前、后支通过。骶管上连椎管,下端的开口称骶管裂孔,裂孔两侧有向下突出的骶角,骶管麻醉常以骶角为标志。骶骨两侧上份有耳状面,与髂骨的耳状面构成骶髂关节。

5.尾骨　由3~4块退化的尾椎融合而成。上接骶骨,下端游离为尾骨尖。

6.胸骨　由胸骨柄、胸骨体、剑突三部分构成。胸骨柄上缘有三个切迹,正中的称颈静脉切迹,两侧的为锁切迹,与锁骨相接。胸骨中部呈长方形,称胸骨体。体与柄连接处微向前突,称胸骨角,可在体表扪及,两侧平对第2肋,是计数肋骨的重要标志。胸骨角向后平对第四胸椎体下缘。胸骨体下端为一形状不定的薄骨片,称剑突。

7.肋　由肋骨和肋软骨构成,共12对。第1~7对肋前端与胸骨相连称真肋,第8~10对肋前端借肋软骨与上位肋软骨连接形成肋弓,称假肋。第11~12对肋前端游离于腹肌中,称浮肋。

肋骨后端膨大称为肋头,有关节面与胸椎肋凹相关节。肋头外侧稍细称肋颈。肋颈外侧的粗糙隆起称肋结节,肋结节有关节面与相应的横突肋凹相关节。肋体分为内、外两侧面及上、下两缘。内侧面近下缘处有一浅沟称肋沟,有肋间神经和血管通过。肋体的后份急转处称肋角。

四、实验情境

患者张某,男,51岁。因高处坠落胸背部疼痛,伴双下肢麻木、不能活动4小时入院。查体:神清,双瞳孔等大等圆,光反射灵敏;两肺呼吸音粗,无啰音;左胸廓挤压阳性,胸骨柄压痛;上腹中腹轻压痛;胸5至腰2棘突及椎旁压痛,局部肿胀。结合B超、X射线、CT、MRI:两肺纹理增多,两侧胸腔积液;肝大伴回声改变,腹腔少量积液;左8、11、12肋骨骨折,胸骨柄骨折,胸椎曲度尚存,胸6、8轻度变窄,胸11、12椎体爆裂骨折,腰1椎体右侧横突骨折;胸6、8、12椎体后移,压迫椎管。

思考:患者多处骨折,尤其胸椎和肋骨,那么正常椎骨和肋骨呈现什么样的形态结构呢?颈、胸、腰椎又有什么区别呢?

五、实验步骤

步骤1.观察骨的形态分类。

(1)结合骨架(图1-1)和散骨标本,辨认长骨、短骨、扁骨和不规则骨,描述不同形状骨的特征、分部位置及主要功能。注意勿把肋骨误认为长骨,把掌骨、指骨误认为短骨。

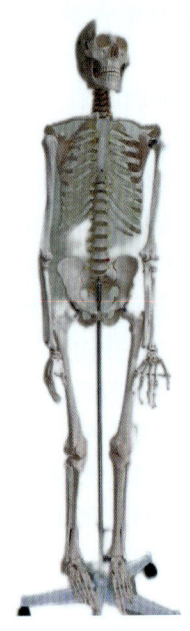

图1-1 完整骨架

(2)取一长骨纵切面标本,观察长骨的形态:两端膨大为骺,中部较细为骨干(或骨体),内有较大的骨髓腔。注意勿把具有骨髓腔的长骨误认为含气骨。

步骤2.观察骨的结构。

(1)在新鲜的长骨纵剖标本(图1-2)上观察骨膜、骨质和骨髓。

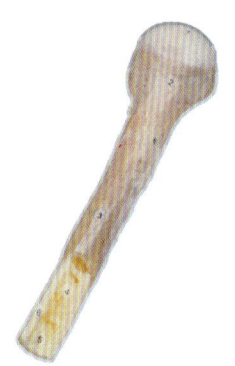

图1-2 长骨纵剖标本

(2)利用长骨纵切面标本,观察其骨干中央的骨髓腔,骨髓腔周围及两端骺外层的骨密质及骺内部的骨松质。

(3)在 X 射线片上观察骨密质、骨松质和骨髓腔。在小儿胫骨的上端(或下端),可见到有不显影的带状或线状部分称骺软骨。与成人胫骨对照,可见成人胫骨的上端(或下端)有一均匀一致的白线条称骺线。

步骤 3.观察骨的理化特性。

(1)取煅烧骨一段,用手轻压,观察其结果。

(2)取一用稀盐酸浸泡过的脱钙骨,试其是否可以弯曲。

(3)再取未经处理的骨,与上述两者比较,观察其物理特性。

步骤 4.观察椎骨(图 1-3)的形态结构。

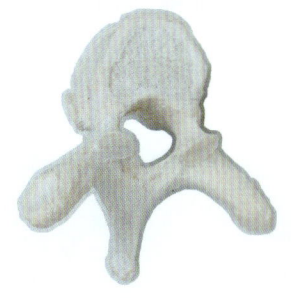
A.上面观

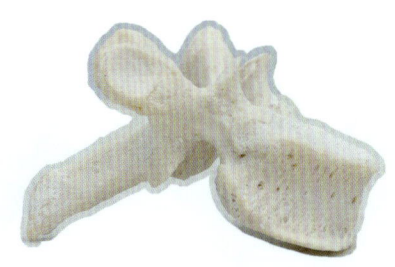
B.侧面观

图 1-3　椎骨(胸椎)

(1)手持椎骨,注意要椎体向前,棘突向后,同时分清上、下面。观察椎骨的一般形态结构:椎体,椎弓,椎孔,上、下关节突,横突,棘突。

(2)在完整骨架或脊柱模型上观察椎上、下切迹及椎间孔。

(3)掌握颈椎(图 1-4)、胸椎、腰椎(图 1-5)的不同特点,观察游离椎骨,要做到对任何一块椎骨都能区别出是何部位的椎骨。

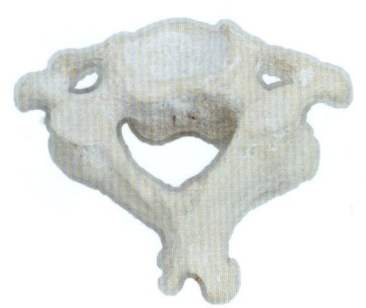

图 1-4　颈椎(上面观)

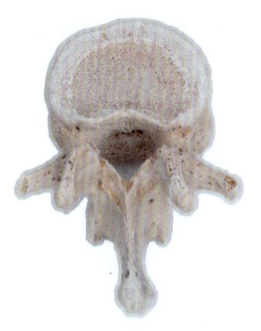 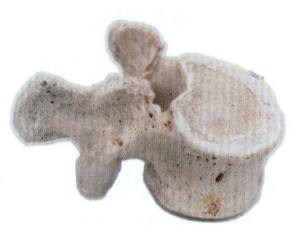

A.上面观　　　　　　　　　　B.侧面观

图1-5　腰椎

(4)利用散骨标本,观察寰椎(图1-6)、枢椎(图1-7)和隆椎(图1-8)的形态结构特点。

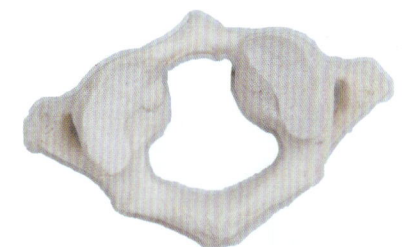 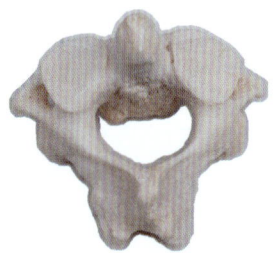 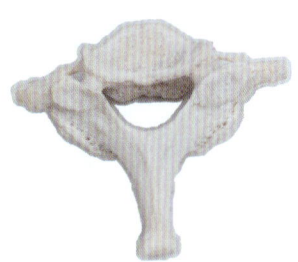

图1-6　寰椎(上面观)　　　图1-7　枢椎(上面观)　　　图1-8　隆椎(上面观)

(5)在完整骨架或脊柱模型上观察:颅骨和寰椎、寰椎和枢椎间的连结,隆椎棘突的特点,胸椎细而长的棘突呈叠瓦状排列,胸椎和肋相连结的部位,腰椎椎体最大,其棘突形态和方位。

步骤5.观察骶骨和尾骨(图1-9)的形态结构:骶骨岬、骶管裂孔、骶角、耳状面的位置和形态。

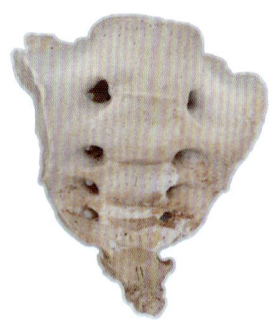 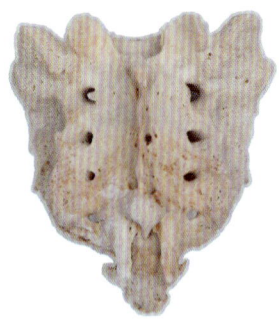

A.前面观　　　　　　　　　　B.后面观

图1-9　骶骨和尾骨

步骤 6. 观察肋骨(图1-10)的形态结构:后端有膨大的肋头、肋结节。肋体前端扁平,弓形弯曲向前内,急转弯处为肋角,内侧面下缘有肋沟。根据以上结构判断一块肋骨位于左侧还是右侧。

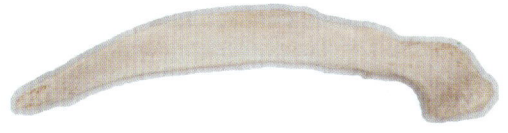

图1-10 肋骨

步骤 7. 观察胸骨的形态结构。
(1)取一胸骨标本,观察其胸骨柄、胸骨体和剑突三部分组成,找到胸骨角。
(2)在完整骨架上观察胸骨,找到胸骨角。观察胸骨角处平对的是第2肋。

步骤 8. 对照完整骨架标本,在活体上触摸以下骨性标志:隆椎棘突、骶角、颈静脉切迹、胸骨角、肋弓。

六、注意事项

1.课前要提前预习教材中相关理论内容。

2.实验开始前应首先阅读本次实验的目的,了解实验材料,熟悉实验内容。

3.解剖学实验是验证性实验,就是观察标本或模型,在标本或模型上找到相应结构即完成实验任务。观察标本时要做到"三到":"眼到"是指本指导上所讲述的结构与标本或模型上的要对照无误;"手到"指的是要亲手触摸活体的体表标志,亲自下手翻开浅层结构,以观察深层结构等;"心到"指的是一边阅读指导,一边观察标本,一边用心记忆。

4.运用好教材、图谱、标本或模型的配合使用。看图时,应注意图的名称、种类(是仿真图还是模式图)、方位及图上的说明。在观察标本时,要注意手持标本的正确姿势,将标本置于解剖学方位。

5.实验过程中要尊重、爱护标本,注意对标本和模型的维护。

6.实验过程中要善于思考问题,小组内讨论学习,培养解决问题的能力和团队协作精神。

7.实验要配合标本和模型,和活体观察结合起来,活体观察要严肃认真。

8.实验完毕后要把标本、模型整理好,做好值日工作,经指导老师检查后值日生方可离开。

9.本次实验散骨标本较多,观察时,一定要将其放在解剖位置上仔细观察和体会。

10.本次实验要充分结合活体进行重要骨性标志的触摸。

七、实验作业

1.以小组为单位提问:结合标本描述骨的形态和构造,椎骨的一般形态和各部椎骨的特征。指导老师根据回答情况进行点评打分。

2.小组间互相提问:在散骨标本中找到颈椎、胸椎、腰椎,并指出颈椎的横突孔、胸椎的肋凹;在散骨标本、完整骨架或脊柱模型上指出椎孔、椎间孔和椎管;在完整骨架标本上找到隆椎和胸骨角,并在活体上准确定位。每个小组依据对方回答的准确性和完整性进行互评并打分。

3.每个小组结合所学各部椎骨的特征,用超轻彩色黏土制作出等比例大小的颈椎、胸椎和腰椎模型,要求外观精美,结构清晰准确。指导老师根据各组作品的完整性、准确性及美观性进行打分。

4.把标本、模型整理归位,若发现散失或损坏,应及时向指导老师报告。

八、思考题

1.利用脱钙骨和煅烧骨来理解组成骨质的两种主要成分及它们各自的特性,思考正常骨的理化特性与年龄关系。

2.寰椎没有椎体,到哪儿去了?枢椎多了个齿突,从哪儿来?

尊重科学,实事求是

骨骼生长发育及骺软骨闭合对身高的意义重大

一个人的身高是骨骼决定的,骨骼生长发育得好,身材便高大。所谓长高就是骨骼的生长,在骨骼中,与身高关系最大的是下肢长骨(包括股骨、胫骨和腓骨)和椎骨,尤以下肢长骨更为重要。长骨的骨干与骺相连接的部分称干骺端,在幼年时为骺软骨,长骨的增长就是靠骺软骨细胞不断分裂、增殖和骨化,使骨不断加长,身高也在不断增加。随着年龄增大,骺软骨逐渐钙化变薄,骺软骨与骺逐渐开始融合,骨骼生长随之开始减慢,成年时骺软骨完全钙化,骨干和骺合为一体,二者之间形成骺线,长骨的生长就停止了,身高便不再增长。

骨骼生长必备的三个条件:①骺软骨不闭合,骨细胞增殖活跃。②体内有充足的生长激素和生长因子。③体内有充足的骨骼生长所需的营养物质。在骺软骨骨化前,均衡适量地补充骨龄延缓因子及促生长介质,同时辅以营养、运动和睡眠等,孩子长高的幅度就会明显。一旦骺软骨完全骨化,就无法自然增长了。

影响骨骼生长的因素很多,主要有两个方面:①遗传是决定身高的先天因素。一个民族或家族的成员,其身高相近。一个家族中,如果父母身材高大,子女往往较高。②环境是影响身高的后天因素。如营养因素,充足的蛋白质、钙、磷及多种微量元素的参与,有助于长高;疾病能影响骨骼的发育;情绪波动、睡眠减少、生活不规律均可影响全身发育和内分泌器官的功能而导致身体发育异常；运动能改进人体的血液循环，促进身体对营养要素的吸收效率，提升骨细胞的成长效率。根据医学专家的调查研究，常运动的孩子身高普遍会高出同龄的孩子4~8厘米。

  作为医学生，掌握了骨的专业知识，就可以从科学的角度鉴别出以盈利为目的的虚假"增高"广告。同时，要向身边人普及"身高"涉及的医学知识，让更多的人尊重科学，避免因科学知识欠缺、急于求成而造成不必要的损失。

（侯小丽）

任务二 颅骨

一、实验目的

1.掌握颅骨的分部、组成及各颅骨的名称、位置和形态结构；翼点的位置、意义；颅骨的重要骨性标志。

2.熟悉眶的形态；骨性鼻腔和颅底内面观的重要结构。

3.了解下颌骨的形态及新生儿颅的特征及出生后变化；颅的上面观、侧面观及颅底外面观的结构。

4.熟练掌握看标本识结构技能；能够将理论和实践相结合；在活体上能准确触摸到骨性标志。

5.通过对翼点的学习，使同学们认识到此处的重要性，在今后的活动中要注意保护，强调无论做什么事，安全永远是第一位。

二、实验材料

1.颅分色模型。
2.整颅标本。
3.颅正中矢状切标本。
4.颅冠状切标本。
5.颅底标本。
6.离体颞骨、蝶骨、筛骨、下颌骨标本。
7.新生儿颅标本。
8.超轻彩色黏土。

三、实验内容

(一)颅骨的分部及组成

颅由23块颅骨组成，以眶上缘和外耳门上缘的连线为界可分为脑颅和面颅两部分。

1.脑颅　共8块，成对的有顶骨和颞骨，不成对的有额骨、枕骨、筛骨和蝶骨。

2.面颅　共15块，成对的有泪骨、颧骨、鼻骨、上颌骨、腭骨和下鼻甲，不成对的有下颌骨、舌骨和犁骨。

(二)筛骨、蝶骨、颞骨及下颌骨的特征性结构

1.筛骨　位于颅前窝中央，形态似"巾"字或"十字架两端挂两个灯笼"，由鸡冠、筛

板、垂直板和筛骨迷路构成。垂直板参与形成骨性鼻中隔,筛骨迷路内有三组空腔称筛窦,其内侧壁上有上、中鼻甲。

2.蝶骨　形似蝴蝶,位于颅底中央,由体、大翼、小翼和翼突四部分组成。

(1)蝶骨体:位于中间部,上面称蝶鞍,呈马鞍状。中央凹陷称垂体窝。由蝶骨体向两侧发出,向外上方延伸至颅两侧。

(2)蝶骨大翼:其根部由前内向后外依次有圆孔、卵圆孔和棘孔,内有神经和血管通过。

(3)蝶骨小翼:从蝶骨体的前上份发出,呈三角形,其后内侧有视神经管,小翼与大翼间的裂隙为眶上裂。

(4)蝶骨翼突:从体与大翼连接处向下延伸,向后敞开形成翼突内侧板和翼突外侧板。

3.颞骨　颞骨围绕外耳门分为鳞部、鼓部和岩部三部分。

(1)鳞部:位于外耳门前上方,呈鳞片状。内面有脑膜中动脉沟,外面光滑,前下部有伸向前的颧突,与颧骨的颞突构成颧弓。

(2)鼓部:位于下颌窝后方,为从前、下、后三面围绕外耳道的弯曲骨片。

(3)岩部:呈三棱锥形,其中央有一弓状隆起,隆起前外下的骨板称鼓室盖。岩部后面中央有内耳门,通内耳道。岩部下面凹凸不平,中央有颈动脉管外口,向前内通颈动脉管。颈动脉管先垂直上行,继而折向前内,在岩部尖处的开口,称颈动脉管内口。颈动脉管外口后外侧的细长突起称茎突。位于外耳门后方的突起,称乳突。茎突根部与乳突根部之间有茎乳孔。

4.下颌骨　位于面颅前下方,呈马蹄铁形,分一体两支。下颌体有上、下两缘和内、外两面。上缘构成牙槽弓。下颌体前外侧面有一对颏孔,内有颏神经通过。内面正中有两对颗粒状小凸,称颏棘。下颌支是下颌体向后上方伸出的长方形骨板,上端有两个突起,前方的突起称冠突,后方的突起称髁突。髁突上端的膨大称下颌头,与颞骨的下颌窝相关节,下颌头下方较细处为下颌颈。下颌支内面的中部有下颌孔,向下通下颌管。下颌管在下颌骨内向前下方走行,与颏孔相通。下颌体和下颌支交界处为下颌角。

(三)整颅各面观的结构

1.颅的顶面观　颅顶各骨之间借缝紧密相连,额骨与顶骨之间形成冠状缝;左、右顶骨之间形成矢状缝;两顶骨与枕骨之间形成人字缝。颅顶内面在中线上有一条浅沟称上矢状窦沟,沟两侧有许多颗粒状小凹,为蛛网膜粒的压迹。

2.颅的侧面观　颅侧面中部有外耳门,向内通外耳道。其后方为乳突,前方有呈弓状的颧弓,颧弓将颅侧面分为上方的颞窝和下方的颞下窝。颞下窝内侧上颌骨体、蝶骨翼突和腭骨之间的狭窄间隙为翼腭窝。在颞窝前下部,额骨、顶骨、颞骨和蝶骨四骨交汇处形成"H"形的缝,称"翼点"。此处骨质薄弱,其内面有脑膜中动脉前支经过,当因外力而发生骨折时易损伤此动脉,引起硬膜外血肿。

3.颅的前面观　结构主要集中在骨性眼眶和骨性鼻腔。

(1)骨性眼眶:呈尖朝后内、底朝前外的四棱锥形。尖端有视神经管通颅中窝。眶上缘中内1/3交界处有眶上切迹或眶上孔;眶下缘中点下方约1 cm处有眶下孔。眶内侧壁的前下部有泪囊窝;外侧壁与上壁交汇处有眶上裂,与下壁交汇处有眶下裂,分布于眼的血管、神经由此通过。

(2)骨性鼻腔:居面颅中央,骨性鼻中隔将其分为左、右两部分。鼻腔的顶由筛板构成,借筛孔通颅前窝。底为骨腭,分隔鼻腔和口腔,前方的开口称梨状孔,后方有成对的鼻后孔,通咽腔。鼻腔外侧壁自上而下依次为上鼻甲、中鼻甲和下鼻甲,各鼻甲下方分别为上鼻道、中鼻道和下鼻道,上鼻甲后方约1.5 cm处的凹陷称蝶筛隐窝。鼻腔周围的骨体内含气腔隙称鼻旁窦,包括额窦、蝶窦、筛窦及上颌窦,开口于鼻腔。鼻旁窦有减轻颅骨重量和发音时产生共鸣的作用。额窦位于眉弓深面,左右各一,开口于中鼻道前部。蝶窦位于蝶骨体内,被内板分成左、右两腔,开口于蝶筛隐窝。筛窦位于筛骨迷路内,形似蜂窝状,分前、中、后3群,前、中群开口于中鼻道,后群开口于上鼻道。上颌窦最大,位于上颌骨体内,开口于中鼻道,由于窦口高于窦底,直立位不易引流,临床上易发生慢性炎症。

4.颅底内面观　颅底内面由前向后依次为颅前窝、颅中窝和颅后窝,呈阶梯状分布。

(1)颅前窝:颅前窝正中有向上突起的鸡冠。两侧有长方形的筛板,筛板上有筛孔,与鼻腔相通,内有嗅丝通过。

(2)颅中窝:颅中窝中部为蝶骨体构成的蝶鞍,上面的凹陷称垂体窝,此窝的前外侧有与眶相通的视神经管。垂体窝前方的隆起称鞍结节,后方的隆起称鞍背,鞍背两侧有破裂孔。垂体窝和鞍背统称蝶鞍。蝶鞍外侧由前内向后外依次为圆孔、卵圆孔和棘孔。

(3)颅后窝:颅后窝中央是枕骨大孔,向下与椎管相续。孔前上方的斜面称斜坡。枕骨大孔前外缘有舌下神经管内口,舌下神经由此出颅。孔后上方的十字形隆起称枕内隆凸,其两侧有横行的浅沟,称横窦沟,向前下续为乙状窦沟,末端终于颈静脉孔。颞骨岩部后面中部的孔为内耳门,和内耳道相连通,前庭蜗神经由此入颅。

5.颅底外面观　颅底外面前部中央为骨腭,分隔口腔和鼻腔,骨腭的前方及两侧是上颌骨的牙槽弓。骨腭上方是鼻后孔,鼻后孔两侧由前内向后外依次为翼突内侧板、翼突外侧板、卵圆孔和棘孔。颅底外面观后部正中为枕骨大孔,孔后上方的隆起称枕外隆凸,两侧有椭圆形的关节面称枕髁,与寰椎的上关节凹相关节。枕髁前外上方有舌下神经管外口。枕骨与颞骨岩部交界处有颈静脉孔。颈静脉孔前方有颈动脉管外口。颈静脉孔后外侧的细长突起为茎突,茎突后外侧是乳突。茎突与乳突之间有一小孔,称茎乳孔,面神经由此出颅。乳突前方的凹陷称下颌窝,其前方的横行隆起为关节结节。

(四)新生儿颅的特征

新生儿出生时,颅盖骨光滑且为单层,无板障。新生儿颅骨与身体其他部位的骨相比,相对较大,但面颅与脑颅相比要小,约占全颅的 1/8。这是由于新生儿脑生长和发育较快,致使脑颅相对较大。新生儿颅盖各骨尚未发育完成,骨缝间充满结缔组织膜,间隙较大,称颅囟,包括前囟、后囟和两对外侧囟。前囟又称额囟,最大,呈菱形,位于冠状缝和矢状缝相交处;后囟又称枕囟,呈三角形,位于矢状缝和人字缝交汇处。两对外侧囟分别为顶骨前下方的蝶囟和顶骨后下方的乳突囟。前囟通常在生后 1~2 岁时闭合,其余各囟在出生后不久闭合。临床上可通过触摸以检查新生儿囟的情况,协助诊断和治疗某些疾病。颅囟的柔软和颅缝的宽松结合,使胎儿在分娩时颅能承受产道的挤压从而顺利娩出。

(五)颅的骨性标志

颧弓、翼点、乳突、枕外隆凸、下颌角、舌骨。

四、实验情境

板球比赛中,球击中球员甲右侧头部,该球员倒地昏迷长达 5 min,队医检查发现头皮未破损,但颞窝肿胀。患者主诉:头部剧痛,不辨方向,视觉模糊。患者右侧瞳孔中度放大,对光反射迟钝。初步诊断:颅骨骨折;硬膜外血肿。

思考:上述哪个症状提示颅骨骨折以及形成硬膜外血肿?最可能撕破了哪条动脉?位于何处?可能是哪块颅骨骨折?

五、实验步骤

步骤 1. 在颅分色模型(图 1-11)上辨认脑颅和面颅各骨的位置并说出其名称,观察颅腔、骨性眼眶、骨性鼻腔的构成,然后再与整颅标本(图 1-12)一一对照。

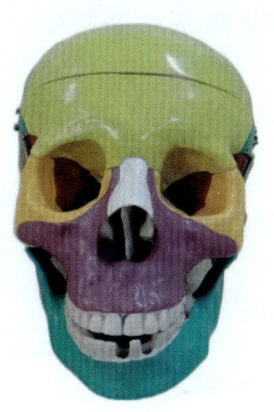 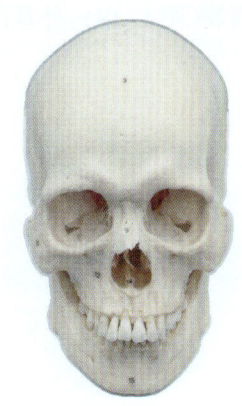

图 1-11 颅分色模型　　图 1-12 整颅标本(前面观)

步骤2. 观察各分离颅骨的形态及主要结构。
(1) 颞骨(图1-13):外耳门、颞鳞、岩部、乳突。
(2) 蝶骨(图1-14):蝶骨体、蝶窦、蝶骨大翼、蝶骨小翼、翼突。

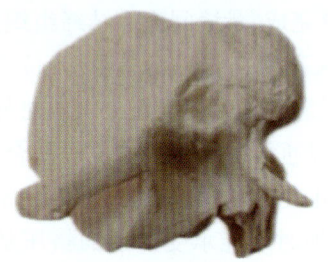
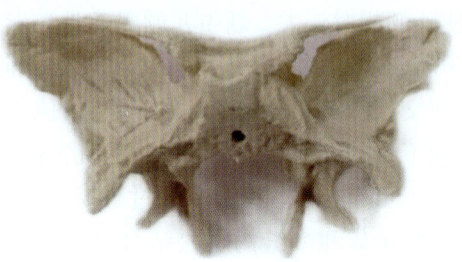

图1-13　颞骨标本　　　　　图1-14　蝶骨标本

(3) 筛骨(图1-15):鸡冠、筛板、垂直板、眶板、筛骨迷路、上鼻甲、中鼻甲。
(4) 下颌骨(图1-16):下颌体、下颌角、下颌下腺凹、冠突、下颌头、髁突、下颌孔、颏孔。

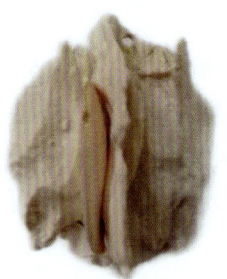
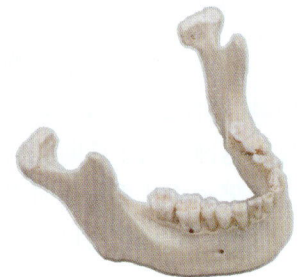

图1-15　筛骨标本　　　　　图1-16　下颌骨标本

步骤3. 观察颅各面观上的结构。
(1) 颅顶面观(图1-17):冠状缝、矢状缝、人字缝。
(2) 颅侧面观(图1-18):外耳门、颧弓、颞窝、颞下窝、翼点、翼腭窝。

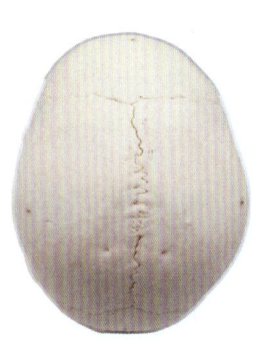
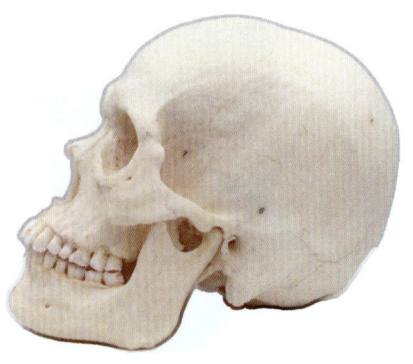

图1-17　整颅标本(顶面观)　　　　　图1-18　整颅标本(侧面观)

(3)颅前面观:眶(视神经管、眶上切迹或眶上孔、眶上裂、眶下裂、眶下孔、泪囊窝、泪腺窝),骨性鼻腔(骨性鼻中隔、梨状孔、下鼻甲)。

(4)颅正中矢状切面(图1-19)和颅冠状切面(图1-20):上、中、下鼻甲,上、中、下鼻道,蝶筛隐窝、额窦、蝶窦、上颌窦、筛窦。

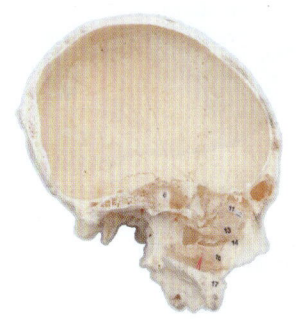

图1-19 颅正中矢状切标本

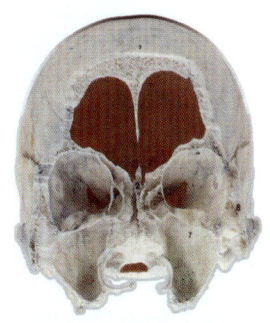

图1-20 颅冠状切标本

(5)颅底内面观(图1-21):鸡冠、筛板、筛孔、视神经管、垂体窝、鞍背、破裂孔、眶上裂、圆孔、卵圆孔、棘孔、脑膜中动脉沟、内耳门、枕骨大孔、舌下神经管内口、横窦沟、乙状窦沟、颈静脉孔。

(6)颅底外面观(图1-22):切牙孔、腭骨、腭大孔、鼻后孔、犁骨、翼突、下颌窝、关节结节、破裂孔、颈动脉管外口、颈静脉孔、枕骨大孔、枕髁、舌下神经管外口、乳突、茎突、茎乳孔。

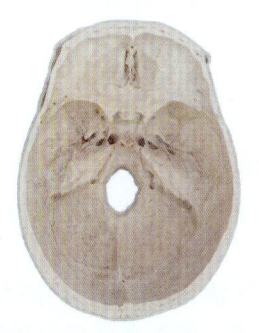

图1-21 颅底标本(内面观)

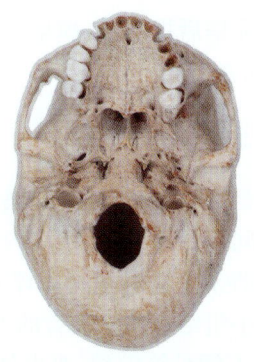

图1-22 颅底标本(外面观)

步骤 4. 观察新生儿颅(图 1-23)的特征。

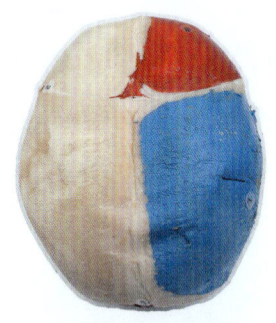
A.顶面观

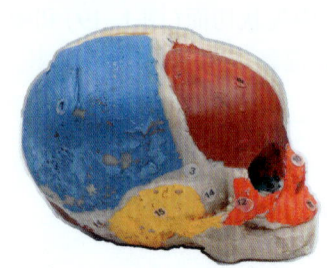
B.侧面观

图 1-23　新生儿颅标本

步骤 5. 在活体上触摸颅的骨性标志。

六、注意事项

1.课前要提前预习教材中相关理论内容。
2.实验过程中要注意对标本和模型的维护。
3.本次实验整颅标本较多,在观察标本时要轻拿轻放,避免掉落。
4.观察标本时,要注意手持标本的正确姿势,将标本置于解剖学方位。
5.本次实验要充分结合活体进行重要骨性标志的触摸。
6.标本和模型存在一定的差异,两者要互相结合,对比学习。
7.实验完毕后把标本、模型整理好,做好值日工作,值日生经指导老师检查后,关好门窗、水电方可离开。

七、实验作业

1.以小组形式,结合标本和模型找出各颅骨的位置并说出名称。
2.小组间互相提问,在颅底内面观标本和整颅标本前面观上找出各结构。依据对方回答的准确性和完整性进行互评并打分。
3.每个小组结合所学颅骨的外形和结构,用超轻彩色黏土制作出等比例大小的蝶骨、筛骨、颞骨、下颌骨等模型,要求外观精美,结构清晰准确。指导老师根据各组作品的完整性、准确性及美观性进行打分。

八、思考题

颅骨的作用是什么?有没有薄弱部位?

(杨　璞)

任务三　上肢骨

一、实验目的

1.掌握锁骨、肩胛骨、肱骨、桡骨及尺骨的形态结构及上肢骨的重要骨性标志。
2.熟悉腕骨的名称及排列；豌豆骨的位置。
3.了解手骨的分部、位置和排列。
4.观察上肢骨的位置关系及其邻接关系，注意区分左、右上肢骨标本。
5.让学生对人体框架有深入的认识，为临床医学及其他医学相关学科的学习提供形态学上的医学基础，引导学生树立正确的世界观，培养学生的科学研究意识和刻苦严谨的工作态度。

二、实验材料

1.全身骨骨架标本。
2.全套上肢散骨标本：锁骨、肩胛骨、肱骨、尺骨、桡骨、串联的手骨标本。
3.超轻彩色黏土。

三、实验内容

(一)上肢带骨

1.锁骨　位于颈、胸部交界处，全长可在活体扪及。内侧端粗大，称胸骨端，与胸骨柄相关节；外侧端扁平，称肩峰端，与肩峰相关节。锁骨内侧2/3凸向前，外侧1/3凸向后，中、外1/3交界处易发生骨折。

2.肩胛骨　为三角形扁骨，贴于胸廓后外上面，介于2~7肋之间，可分为2面、3缘和3角。肩胛骨前面为一个大而浅的窝，称肩胛下窝；后面上部有一横嵴，称肩胛冈，其向外侧延伸的扁平突起称肩峰，肩胛冈上、下的凹陷分别称冈上窝和冈下窝。上缘短而薄，外侧分有肩胛切迹，自肩胛切迹外侧向前伸出的指状突起，称喙突；内侧缘薄而锐利，邻近脊柱，又称脊柱缘；外侧缘肥厚，邻近腋窝，又称腋缘。上角为上缘与内侧缘汇合处，平对第2肋；下角为内侧缘与外侧缘汇合处，平对第7肋或第7肋间隙，为计数肋的标志；外侧角为上缘与外侧缘汇合处，肥厚，有梨形浅窝，称关节盂，与肱骨头构成肩关节。肩胛冈、肩峰、肩胛骨下角、内侧角都可以在体表扪及，属于骨性标志。

(二)自由上肢骨

1.肱骨　是臂部的长骨，上端有朝向内后上方呈半球形的肱骨头，头周围的环形浅沟称解剖颈。肱骨头外侧的隆起称大结节，向前的隆起称小结节，二者之间的纵沟称结节间沟。上端与体交界处稍细,称外科颈,为骨折易发部位。肱骨体中部外侧面有粗糙的三角肌粗隆,后面中部有自内上斜向外下的桡神经沟,内有桡神经通过,肱骨中段骨折可能伤及桡神经。下端外侧部为半球形的肱骨小头,内侧部有滑车状的肱骨滑车,滑车前面上方有冠突窝,后面上方有鹰嘴窝;两侧各有一突起,分别称内上髁和外上髁。内上髁后下方的浅沟称尺神经沟,内有尺神经通过,内上髁或肘关节脱位时,可能伤及沟内的尺神经。

2.桡骨　是位于前臂外侧部的长骨。上端膨大称桡骨头,头上面有关节凹,周围有环状关节面。头下方略细,称桡骨颈。颈的下方内侧有桡骨粗隆。桡骨体的内侧缘有薄锐的骨间缘。下端外侧向下的突起称桡骨茎突,内侧面有尺切迹,内有尺神经通过,下面有腕关节面。桡骨茎突和桡骨头均可在活体扪及。

3.尺骨　是位于前臂内侧的长骨。上端粗大,下端细小,体呈三棱柱状。上端前面有半圆形深凹,称滑车切迹,切迹前下方和后上方的突起分别称冠突和鹰嘴。冠突外侧面有桡切迹。冠突下方的粗糙隆起称尺骨粗隆。尺骨体外侧缘为骨间缘。下端有球形的尺骨头,其内侧向下的突起称尺骨茎突,比桡骨茎突约高1 cm。鹰嘴、后缘全长、尺骨头和茎突均可在体表扪及。

4.手骨　包括腕骨、掌骨和指骨。

(1)腕骨:共8块,排成两列,近侧列由桡侧向尺侧依次为手舟骨、月骨、三角骨和豌豆骨,远侧列为大多角骨、小多角骨、头状骨和钩骨。

(2)掌骨:共5块,由桡侧向尺侧依次为第1~5掌骨。掌骨近侧端为底,中部为体,远侧端为头。

(3)指骨:共14块,除拇指有2节外,其余各指为3节。

5.上肢骨的骨性标志　锁骨、肩胛冈、肩峰、肩胛骨上角、肩胛骨下角、肱骨大结节、肱骨内上髁、肱骨外上髁、尺神经沟、尺骨鹰嘴、尺骨茎突、桡骨茎突、豌豆骨等。

四、实验情境

患者张某,男,25岁,货车司机。以"交通事故撞伤致上臂肿痛、畸形、活动障碍2小时"为主诉,入院就诊。2小时前发生交通事故撞伤患者右上臂,伤后即感右上臂肿痛、畸形、活动受限,无昏迷、呕吐,无心悸气促,既往体健,无高血压、心脏病史。

查体:

T:37 ℃,P:76次/分,R:18次/分,BP:105/70 mmHg。急性痛苦病容,皮肤未见出血点和皮疹,浅表淋巴结未触及肿大。双肺未闻及干湿性啰音,心界不大,律齐,未闻及杂音。腹平软,无压痛,肝脾肋下未触及,无移动性浊音。右上臂中下段肿胀、畸形,有异常活动,伴骨摩擦感。右腕关节、掌指关节不能背伸,右拇指不能伸,右手背桡侧皮肤感觉减退。

思考:根据以上病例摘要,请做出初步诊断,列出诊断依据。

五、实验步骤

(一)指导老师详细示教

利用人体骨架标本和各散骨标本讲解上肢骨的位置及形态,在讲解过程中需令学生注意首先根据结构特点辨认所拿标本,先分清左右,以解剖学方位握持,再观察标本上的主要结构,同时注意各骨上光滑的关节面。

(二)学生分组进行观察讨论,指导老师巡回指导

步骤1. 观察全身骨架标本,指出锁骨、肩胛骨、肱骨、尺骨、桡骨、腕骨、掌骨以及指骨。

步骤2. 观察锁骨标本(图1-24),找出胸骨端和锁骨端,注意区分左、右锁骨及锁骨上、下面。

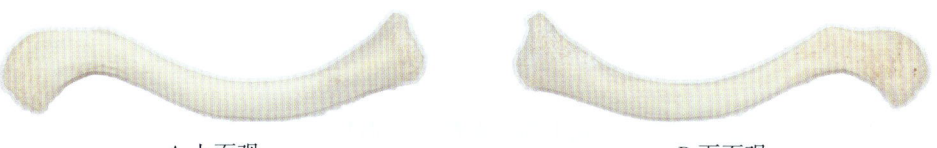

A.上面观　　　　　　　　　　　　B.下面观

图1-24　锁骨标本(右)

步骤3. 观察肩胛骨标本(图1-25),注意区分前面和后面,将有突起的一角朝向外侧,边缘锐利的边朝向内侧,有凹陷的一面朝向前面,有骨性突起的一面朝向后面。找出肩胛骨上的肩峰、喙突、上角、外侧角、下角以及关节盂等,指出体表标志并能描述其临床意义。

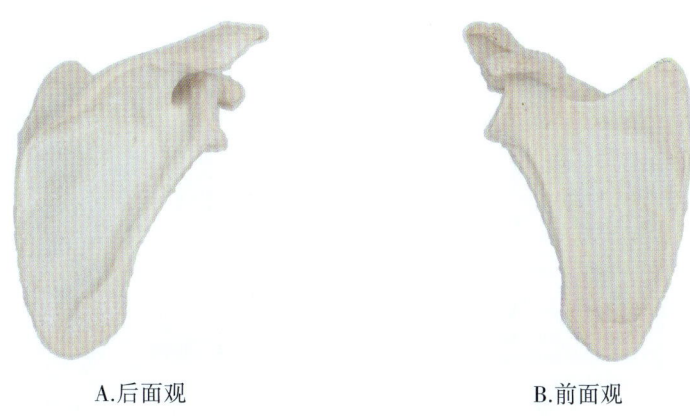

A.后面观　　　　　　　　　　　　B.前面观

图1-25　肩胛骨标本(右)

步骤4. 观察肱骨标本(图1-26),注意区分上下端,前后面。将粗大的一端朝向上,较宽扁的一端朝向下,下端凹陷深的朝向后,凹陷浅的朝向前。描述肱骨形态结构,找出肱骨头、外科颈、大结节、小结节、结节间沟、三角肌粗隆、桡神经沟、肱骨小头、肱骨滑车、鹰嘴窝、冠突窝、桡神经沟、内上髁以及外上髁,指出骨性标志。

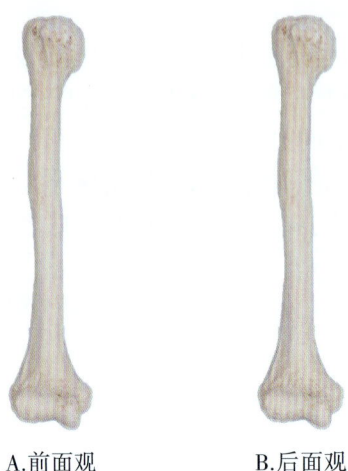

A.前面观　　B.后面观

图1-26　肱骨标本(右)

步骤5. 观察桡骨和尺骨标本(图1-27),描述桡骨、尺骨形态结构,请在桡骨上找出桡骨头、环状关节面、桡骨颈、桡骨粗隆、桡骨茎突、尺切迹,在尺骨上找出滑车切迹、冠突、鹰嘴、桡切迹、尺骨粗隆、尺骨头、尺骨茎突,指出骨性标志。

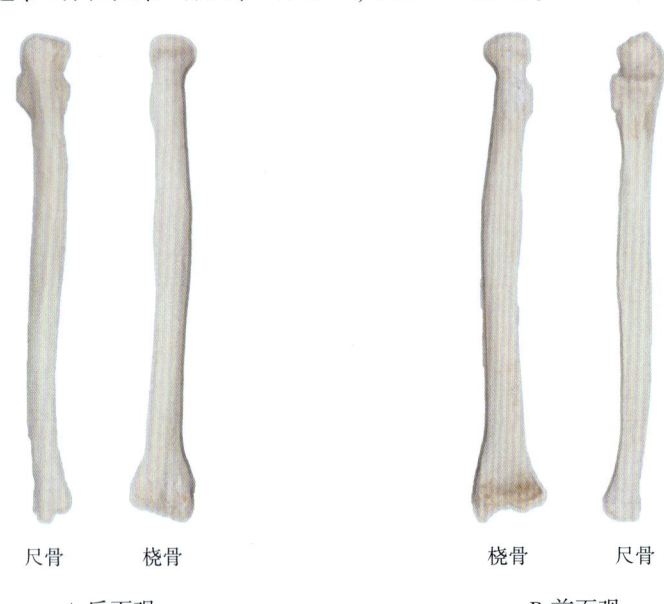

尺骨　　桡骨　　　　桡骨　　尺骨

A.后面观　　　　　　B.前面观

图1-27　桡骨和尺骨标本(右)

步骤6. 观察手骨标本(图1-28),了解腕骨的排列及名称,掌骨的排列及命名,指骨排列及命名,找出豌豆骨。

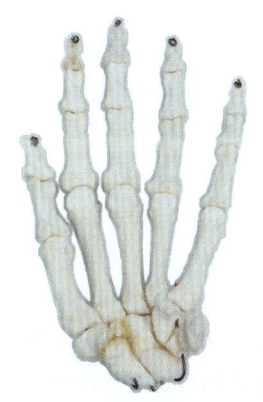

图1-28　手骨标本(左侧,掌侧面)

步骤7. 结合活体,在活体上摸出上肢骨的骨性标志:锁骨、肩峰、肩胛骨上角、肩胛骨下角、内上髁、外上髁、鹰嘴、尺骨茎突、桡骨茎突等,并了解其临床意义。

六、注意事项

1.尊重解剖标本,爱护散骨标本,实验过程中要注意对标本和模型的维护。

2.使用标本时要小心取放,避免损坏标本,如果出现损坏,请及时报告指导老师。

3.学习上肢骨标本时,务必以解剖学姿势来拿。上肢骨标本的学习首先要区分左右上肢,然后区分上下端或上下面(锁骨)。

4.散骨标本与活体标本存在一定的差异,两者要互相结合,对比学习。

七、实验作业

1.以小组形式,认真学习散骨标本并结合活体指出锁骨、肩胛骨、肱骨、桡骨及尺骨的形态结构及具体位置,注意区分散骨标本的左右方位。

2.小组间互相提问,通过观察散骨标本,分别在散骨标本上找出需要掌握的解剖学结构,注意解剖名词字的书写,严禁出现别字、错字。依据对方回答的准确性和完整性进行互评并打分。

3.每个小组结合所学上肢骨的外形和结构,用超轻彩色黏土制作出等比例大小的上肢骨模型,要求外观精美,结构清晰准确。指导老师根据各组作品的完整性、准确性及美观性进行打分。

八、思考题

结合实验情境,思考肱骨发生骨折的部位在上端易损伤什么神经,肱骨中段骨折易损伤什么神经,肱骨下端骨折易损伤什么神经,损伤后各有什么表现。

大医精诚，解剖奠基

钟世镇

　　钟世镇，1925年出生于广东五华，临床解剖学专家，中国工程院院士，中国现代临床解剖学奠基人。其编著的《显微外科解剖学》是世界上第一部显微外科解剖学著作。2000年他出版了1000万字的《现代临床解剖学丛书》，建立了符合临床外科发展需要的应用解剖学研究体系，开展了工医结合的生物力学的研究，开拓了传统学科与新兴前沿学科间的交叉科研领域，是中国数字人和数字医学领域的开拓者。

　　20世纪70年代，有外科医生因为不懂解剖学而给患者造成伤害，这种情形促使钟世镇教授坚定地选择了临床解剖学这一研究方向，提出"临床需要什么，我们就研究什么；临床医生需要什么，我就教会他们什么"的学术观点。强大的责任感和使命感推动他突破了"解剖学等于形态科学"的认知禁锢，成为中国现代临床解剖学的奠基人。

　　20世纪80年代，钟世镇教授敏锐地注意到显微外科手术操作的主要对象是小血管、小神经等，这些临床实用结构却被传统的解剖学教科书忽略了，因此限制了显微外科的进一步发展。钟世镇教授进行了有针对性的解剖学研究，既把显微外科手术操作中有关的人体结构加以系统化，又把临床各类创新手术方式的解剖学依据加以整理，将分散零星的内容上升到理论高度，以严谨的科学依据，指导临床新术式的命名、操作和应用。他提出的"皮瓣供区血管类型""组织瓣设计解剖学基础"和"神经干结构特点与术式关系"等总结临床解剖规律性的理论，被国内外显微外科界广泛采用，成为显微外科手术操作的经典指导原则。他创办主编了《中国临床解剖学杂志》，担任了美国和法国2个国际临床解剖学期刊助理主编和执行编委；在中国解剖学会人体解剖学专业委员内建议成立"临床解剖学专业组"。1988~1991年间，他承担了人民卫生出版社委托的《临床解剖学丛书》主编任务，完成了4个分册300多万字的巨著，在中国临床解剖学的发展历史上树立了一个阶段性的里程碑。钟世镇教授还出版了2部英文版的显微外科著作 Microsurgical Anatomy 和 Clinical Microsurgical Anatomy，编著了国际上第一部《显微外科解剖学》(英文版，英国出版)，把中国显微外科基础理论的研究推向了世界前沿，他也因此成为显微外科解剖学的奠基人。

（李建华［女］）

任务四　下肢骨

一、实验目的

1. 掌握下肢骨的组成、名称、数目、位置及其邻接关系；髋骨、股骨、髌骨、胫骨、腓骨的形态和主要结构；察看下肢骨与躯干骨的连结部。
2. 熟悉足骨的名称、位置和排列。
3. 能在活体上触摸下肢骨的骨性标志。
4. 对骨的生长、身高的增长等有科学的认识，尊重科学、实事求是；结合遗体捐献理解生命的意义，感悟无私奉献的崇高精神；加强对我国遗体捐献现状和捐献流程的了解，呼吁更多的人加入遗体捐献的队伍。

二、实验材料

1. 全身完整骨架。
2. 全套下肢散骨标本：髋骨、股骨、髌骨、胫骨、腓骨、串联的足骨。
3. 幼年髋骨标本(示髂、坐、耻三骨的分界)。
4. 超轻彩色黏土。

三、实验内容

下肢骨(31 块×2)：由下肢带骨和自由下肢骨组成。

下肢带骨：髋骨 1 块×2(由髂骨、坐骨、耻骨组成)。

自由下肢骨：股骨 1 块×2、髌骨 1 块×2、胫骨 1 块×2、腓骨 1 块×2、足骨（跗骨 7 块×2、跖骨 5 块×2、趾骨 14 块×2)。

(一) 下肢带骨

髋骨为髂骨、坐骨和耻骨在髋臼处融合而成，其融合时间一般为 16 岁左右。在髋臼的前下方有一卵圆形孔，称闭孔。

1. 髂骨　分体和翼两部。体肥厚，构成髋臼的上部，翼扁阔，位于体的上方，它的上缘肥厚称髂嵴。两髂嵴的最高点连线平对第 4 腰椎棘突。髂前上棘后方 5~7 cm 处，髂嵴外唇向外突起称髂结节。髂嵴向前后的突起分别称为髂前上棘和髂后上棘。髂骨翼内面平滑稍凹称髂窝，窝的下界为突出的弓状线，此线向后上延到与骶骨相连的耳状面。

2. 坐骨　分体和支两部。坐骨体位于髋臼后下部，肥厚粗壮，体向后下延续为坐骨支，其后下为粗大的坐骨结节，是坐位时体重的承受点，为坐骨最低部，可在体表扪到。

结节的后上方有一三角形突起称坐骨棘。棘的上、下各有一切迹,分别称为坐骨大切迹和坐骨小切迹。

3.耻骨　分体及上、下两支。体构成髋臼的前下部,耻骨体向前内移行为耻骨上支,上支的上缘锐薄称耻骨梳,梳向后与弓状线相续,向前终于一个圆形的隆起称耻骨结节。耻骨上支的内侧端呈锐角弯向下方,移行为耻骨下支,与坐骨支融合。耻骨上、下支移行处的内侧有一卵圆形的粗糙面,称耻骨联合面。

(二)股骨

股骨分体及上、下两端。上端弯向内侧,末端的球状膨大部称股骨头,头顶端有一小凹称股骨头凹。股骨头外下方较细的部分称股骨颈。颈和体的连结处有两个隆起,外上方的较大称大转子,内下方的较小称小转子。大、小转子之间,前面有转子间线,后面有转子间嵴。股骨体的后面中部有一条纵嵴叫粗线。粗线上端的外侧为臀肌粗隆。股骨下端膨大,向后方突出形成内侧髁和外侧髁,两髁后部之间的深窝称髁间窝。两髁侧面的突出部,分别称内上髁和外上髁,它们均为体表可扪及的重要标志。

(三)髌骨

髌骨为全身最大籽骨。呈三角形,底朝上,尖朝下。前面粗糙,后面光滑。髌骨可在体表扪到。

(四)胫骨

胫骨居小腿内侧,是粗大的长骨,为小腿主要承重骨。分上下两端和一体。上端向后方及两侧突出,形成内侧髁和外侧髁,两髁之间向上的隆起称髁间隆起。胫骨上端和体移行处的前面,有一三角形的隆起称胫骨粗隆。胫骨体呈三棱柱形,其前缘锐利,内侧面平坦。胫骨下端较膨大,其内侧面向下突起称内踝,外侧面有一容纳腓骨下端的腓切迹。内踝可在体表扪到。

(五)腓骨

腓骨细长,上端膨大称腓骨头,下端粗大而略扁称外踝。腓骨头和外踝都可在体表扪到。

(六)足骨

足骨由7块跗骨、5块跖骨和14块趾骨组成。跗骨:7块跗骨配列3列,后列上方是距骨,有前宽后窄的关节面,跟骨居下方;中列为足舟骨;前列由内侧向外侧依次为内侧楔骨、中间楔骨、外侧楔骨和骰骨。跖骨和趾骨:底朝向近侧,有头或滑车伸向远侧,为典型长骨。

四、实验情境

患者李某,女,59岁。半小时前走路不慎摔倒,随即感觉右大腿上部剧烈疼痛。患者自述在摔倒时听到一声较大的弹响,无法站起,不能从地面抬高患肢,被立即送往医院急诊科。

体格检查:患者右下肢较左下肢显著缩短,并呈外旋位。触诊时患者髋部有压痛,但肿胀不明显。大腿的被动运动可导致剧烈疼痛。

髋部 X 射线摄片检查报告示:股骨颈囊内骨折,股骨远端外旋并向近侧移位。

诊断:右侧股骨颈骨折。

思考:

1. 老年人股骨最易发生骨折的部位在哪里?
2. 此类骨折常发生的并发症(骨不连和缺血性坏死)的解剖学基础是什么?

五、实验步骤

步骤 1. 观察全身骨架标本,指认并说出下肢骨的组成、名称、数目和与躯干骨的连结部位。

步骤 2. 取髋骨标本(图 1-29)进行观察,手持髋骨时应使髋臼朝外,闭孔在前下方,粗糙的耳状面居后方,即可分辨出左、右侧。在幼儿髋骨标本上找到髂骨、坐骨和耻骨。在游离成人髋骨标本上察看髂骨、坐骨和耻骨三部分融合后的痕迹,分清三部分的位置关系,指认并说出三块骨上的形态特点。在整体骨架上观察髋骨与骶骨及髋骨间的连结关系。

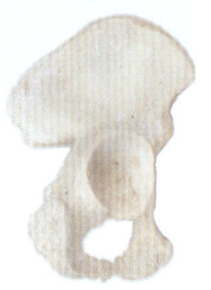   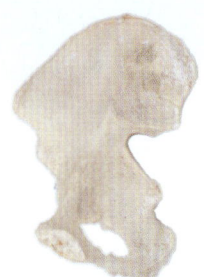

A. 外面观　　　　　　　　B. 内面观

图 1-29　髋骨标本(右)

步骤 3. 取股骨标本(图 1-30)进行观察,股骨形似肱骨,头朝向内上方,体微凸向前,下端的髁间窝朝后,从而确认左、右侧。在游离股骨上,辨认股骨头、股骨颈、大转子、小转子、转子间线、转子间嵴、臀肌粗隆、内侧髁、外侧髁、髁间窝、内上髁、外上髁。在整体骨架上观察股骨与髋关节和膝关节的连结关系。

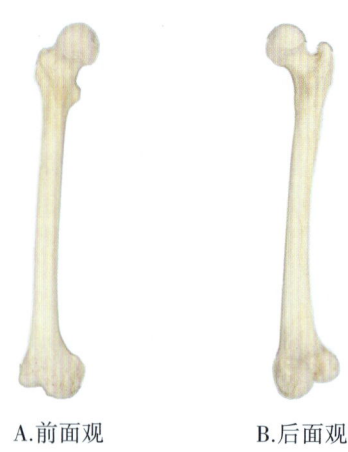

A.前面观　　　B.后面观

图 1-30　股骨标本(右)

步骤 4.取髌骨标本(图 1-31)进行观察,辨认出髌骨的上下端及前后面,在整体骨架上观察髌骨与膝关节的连接关系。

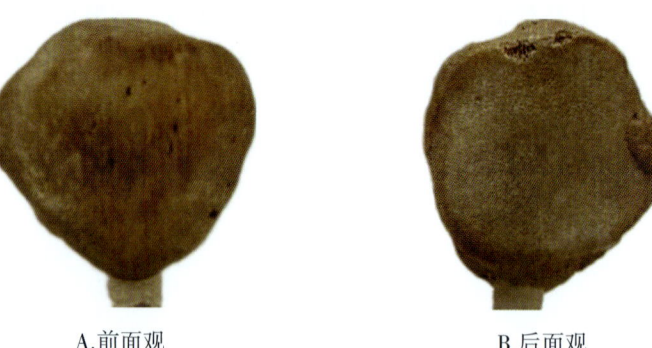

A.前面观　　　B.后面观

图 1-31　髌骨标本(右)

步骤 5.取胫骨标本(图 1-32)进行观察,胫骨上端粗大,下端有伸向内下的突起即内踝,体的前缘锐利,从而确认左、右侧之别。在游离胫骨上,辨认内侧髁、外侧髁、髁间隆起、胫骨粗隆、内踝。

步骤 6.取腓骨标本(图 1-33)进行观察,腓骨头朝上稍膨大,下端稍扁平,外踝伸向外下。在整体骨架上观察胫、腓骨的排列位置以及与膝关节的连结关系。

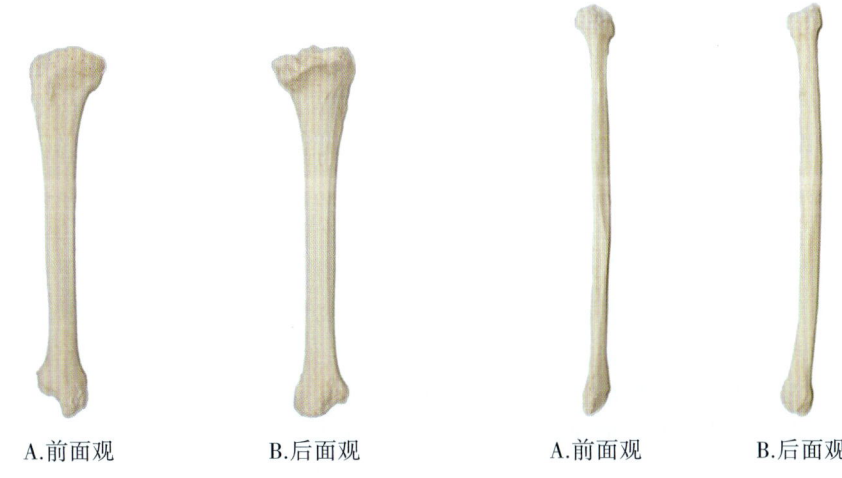

　　A.前面观　　　　B.后面观　　　　　A.前面观　　　　B.后面观

　　图1-32　胫骨标本(右)　　　　　　图1-33　腓骨标本(右)

步骤7.用串联的足骨标本(图1-34)进行观察,指认并说出各组成骨的规律及形态特点。

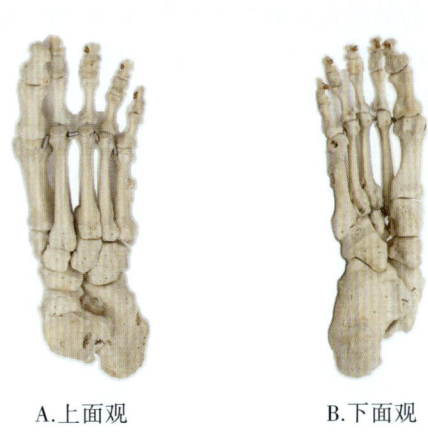

A.上面观　　　　B.下面观

图1-34　足骨标本(右)

步骤8.在活体上找到下肢骨的各骨并触摸骨性标志：髂嵴、髂前上棘、髂后上棘、耻骨结节、坐骨结节、股骨大转子、股骨内上髁、股骨外上髁、腓骨头、胫骨粗隆、内踝、外踝、跟骨结节。

步骤9.结合实验情境,讨论并分析给出的思考题。

六、注意事项

1.尊重大体解剖标本,爱护散骨标本,实验过程中要注意对标本的维护。

2.观察标本时,首先要按实验内容的描述,把标本放在解剖位置,注意分清其上下前后和左右方向;其次要经常对照完整骨架观察,熟悉各骨的结构在整体中的位置。

3.重要骨性标志需在活体上摸认。

4.实验完毕,应将标本、模型整理好,放回指定位置。若发现散失或损坏,应及时向指导老师报告。

七、实验作业

1.以小组形式,结合全身骨架标本指认下肢骨的组成和各骨名称。

2.小组间互相提问,在全身骨架标本和各散骨标本上指出:髂嵴、髂前后上棘、坐骨棘、坐骨结节、耻骨梳、股骨头、股骨颈、大小转子、内外侧髁、臀肌粗隆、胫骨粗隆、腓骨头、内外踝等结构。依据对方回答的准确性和完整性进行互评并打分。

3.每个小组结合所学下肢骨的外形和结构,用超轻彩色黏土制作出等比例大小的右侧下肢骨,要求外观精美,结构清晰准确。指导老师根据各组作品的完整性、准确性及美观性进行打分。

八、思考题

1.思考为什么16岁以前的髋骨常被误认为有"Y"形的骨折线。

2.结合标本思考骨髓穿刺时为什么常在髂前、髂后上棘进行。

3.为何股骨骨折时易发生于股骨颈?

(宋亚琼　李承钰)

项目二 骨连结

任务一 躯干骨连结

一、实验目的

1.掌握滑膜关节的基本结构及辅助结构;脊柱的组成、连结、分布、形态特点及临床意义。

2.熟悉骨连结的分类;胸廓的组成、形态特点及功能。

3.了解关节的运动形式;肋椎关节、胸肋关节的结构。

4.熟练掌握观察标本识结构以及正确拿取标本的技能。

5.培养学生良好的道德品质、行为习惯、生活习惯以及正确的运动习惯;增强学生社会责任感,强化职业使命感。

二、实验材料

1.整体躯干骨骨架。

2.脊柱正中矢状切标本。

3.椎间盘标本。

4.椎弓间连结标本。

5.脊柱标本、模型及挂图(前面观、侧面观、后面观)。

6.胸廓标本及挂图(前面观、后面观)。

7.切开的肩关节标本(左侧)。

8.切开的膝关节标本(右侧)。

9.超轻彩色黏土。

三、实验内容

(一)骨连结的分类

1.直接连结 直接连结有纤维连结、软骨连结、骨性结合3种,其特点是骨与骨之间连结紧密,其间无腔隙,不能运动或运动幅度极小。

2.间接连结　间接连结称为滑膜关节,又称关节,其特点是骨与骨之间借周围结缔组织囊相连,骨之间腔隙较大,运动幅度大。

(二)关节的结构

关节的基本结构包括关节面、关节腔、关节囊,辅助结构包括关节盘、关节唇、韧带、滑膜襞和滑膜囊。

(三)关节的运动形式

关节的运动形式包括沿三个相互垂直的轴做三组拮抗性运动。

1.屈和伸　关节沿冠状轴运动。运动时两骨之间的角度发生变化,角度变小称为屈,角度变大称为伸。

2.内收和外展　关节沿矢状轴运动。运动时骨向正中矢状面靠拢,称为内收,反之称外展。

3.旋内和旋外　关节沿垂直轴运动。运动时骨向前内侧旋转,称旋内,反之称旋外。在前臂,将手掌向内旋转的运动称为旋前,向外旋转称为旋后。

4.环转运动　是屈、外展、伸和内收依次连续的运动。关节运动时,关节头近端在原位转动,骨的远端做圆周运动。

(四)脊柱的连结

24块椎骨、1块骶骨和1块尾骨借骨连结形成脊柱,椎骨间的连结可分为椎体间的连结和椎弓间的连结。

1.椎体间的连结

(1)椎间盘:是椎体与椎体之间的软骨连接,坚韧而有弹性,可缓冲震荡。由中心的髓核和周围的纤维环组成,纤维环前方较厚,后部较薄弱,当过度用力或劳损引起纤维环破裂时,髓核易从后外侧脱出,突向椎管或椎间孔,压迫脊髓或神经。

(2)前纵韧带和后纵韧带:在椎骨前面有前纵韧带,上连枕骨大孔前缘,下达骶骨前面,可限制脊柱过伸;在椎体后面有后纵韧带,上连第二颈椎,下达骶管,可限制脊柱过屈。

2.椎弓间的连结

(1)黄韧带:相邻两个椎弓板间的短韧带,又称椎弓间韧带,可限制脊柱过度前屈。

(2)棘间韧带:相邻棘突之间的短韧带。

(3)横突间韧带:相邻横突之间的短韧带。

(4)棘上韧带:连于各棘突间的韧带,颈部的棘上韧带又称项韧带。

(5)椎间关节:是关节突之间的连结,为平面关节,可做微小的运动。颈椎关节面近于水平位,其运动较自由;胸椎的关节面近冠状位,可做回旋运动;腰椎的关节面为矢状位,允许脊柱屈、伸和侧屈。

(6)寰枕关节和寰枢关节:寰枕关节由寰椎上关节凹与枕骨髁组成,属椭圆关节。寰枢关节包括寰枢外侧关节和寰椎齿突关节。寰枢外侧关节由寰椎下关节面与枢椎的上关节面组成。寰椎齿突关节为寰椎前弓的齿突凹与齿突所组成。

3.脊柱的整体观 脊柱由24块椎骨、1块骶骨和1块尾骨借骨连结组成。成人脊柱长度约为70 cm,可随姿势的不同而有所差异;静卧时比站立时长2~3 cm,因站立时椎间盘被挤压而缩短所导致;老年人椎间盘变薄,骨质发生萎缩导致脊柱变短。

(1)脊柱前面观:脊柱的椎体从上至下逐渐增大,自骶骨开始逐渐变小,这与脊柱承受重力变化有关。

(2)脊柱后面观:后面可见棘突和横突;脊柱内的椎管,上通颅腔,下达骶管裂孔。

(3)脊柱侧面观:可见椎弓根、椎间孔和骶骨侧面的耳状关节面。成人脊柱侧面观呈"S"形,可见四个生理弯曲:颈曲和腰曲凸向前,胸曲和骶曲凸向后;新生儿只有胸曲和骶曲,抬头和独立坐姿之后形成颈曲和腰曲。这些弯曲增强了脊柱的弹性,对维持人体重心的稳定和缓冲震荡具有重要的意义,并对内脏器官和脑组织有一定保护作用。

4.脊柱的运动 脊柱可做前屈、后伸、侧屈、旋转和环转运动,由于颈部及腰部运动较灵活,脊柱损伤多见于这两处。

(五)胸廓

胸廓由12块胸椎、12对肋和1块胸骨借骨连结而组成,具有支持和保护胸腔、腹腔脏器以及参与呼吸运动等功能。

1.肋椎关节 包括肋头关节和肋横突关节,分别由椎骨的椎体肋凹与肋头、横突肋凹与肋结节构成。

2.肋软骨与胸骨的连结 第1肋软骨和胸骨柄之间为直接连结,第2~7肋软骨与胸骨之间形成微动的胸肋关节,第8~10肋软骨不直接与胸骨相连,而分别与其上一肋的肋软骨形成软骨关节,在胸廓前下缘组成左、右肋弓。

3.胸廓的整体观 呈前后略扁的圆锥状结构,可分上口、下口、前壁、后壁和侧壁。前壁短而后壁长。胸廓上口较小,呈后高前低的斜面,由第1胸椎、第1肋骨和胸骨柄上缘围成。胸廓下口宽大,前高后低,由第12胸椎、第12肋、第11肋、肋弓和剑突组成。两侧肋弓在中线形成向下的夹角,称为胸骨下角。肋弓是第8~10肋的前端借肋软骨与上位肋的肋软骨相连,形成的弓形向下的肋软骨缘是临床上触摸肝脾的标志。

4.胸廓的形状变化 胸廓的形状有明显的个体差异,这与年龄、性别、体型、健康状况及生活条件等因素有关。新生儿的胸廓呈桶状;13岁时,胸廓与成年人相似;15岁以后出现性别差异,女性胸廓呈短而钝圆形,男性胸廓各径比女性较大,胸廓近似上窄下宽前后略扁的圆锥形;成年人的胸廓可分为扁平形、圆柱形及圆锥形;老年人的胸廓因肋骨钙化呈长扁形。肺气肿病人因肋间隙加宽,胸廓呈桶状,称桶状胸;婴幼儿缺钙而患佝偻病时,胸廓前、后径增大形成畸形,称鸡胸。

四、实验情境

患者顾某,男,40岁,矿工。主诉下腰部及左侧下肢疼痛伴麻木约5个月,加重20余天,腰臀部坠胀感,弯腰及行走时症状加重。曾在某中心医院经腰椎CT检查后诊断为腰椎间盘突出症,经治疗效果不佳。近20天来,腰及左侧下肢疼痛、麻木加重,行走受限,患者自加重以来,影响生活和休息。体格检查 T:36.2 ℃,P:70次/分,R:20次/分,BP:140/80 mmHg,痛苦面容,行走受限,查体合作。触诊:$L_{3,4,5}$棘间、L_5、S_1椎体左侧及L_5横突等处明显压痛,直腿抬高实验左50°(+),右(-);膝腱反射(-);跟腱反射减弱;括约肌功能(-);股神经紧张试验(-)。

思考:患者诊断为腰椎间盘突出,试说明为什么椎间盘突出腰部最为常见,为什么突出时易向后方及后外侧突出?

五、实验步骤

观察关节时要从以下8个方面学习:关节的名称、位置、组成、基本结构、辅助结构、关节的特点、关节的运动和临床意义。

步骤1.观察关节囊切开的左侧肩关节标本(图2-1)和关节囊切开的右侧膝关节标本(图2-2),找出关节的基本结构:关节面、关节囊和关节腔;关节的辅助结构:韧带、关节唇和关节盘;并说出它们在关节运动中的作用。

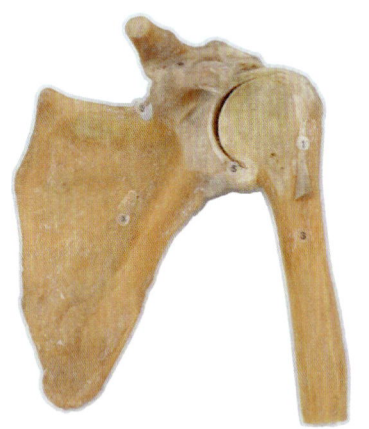
图2-1 左侧肩关节标本(关节囊切开)

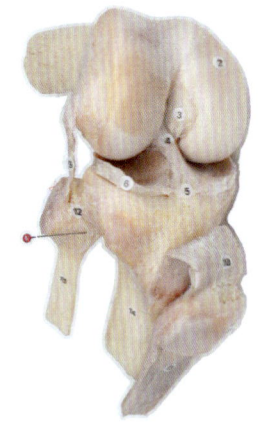
图2-2 右侧膝关节标本(关节囊切开)

步骤2.结合躯干骨骨架,观察脊柱正中矢状切标本(图2-3),说出椎骨的连结形式。

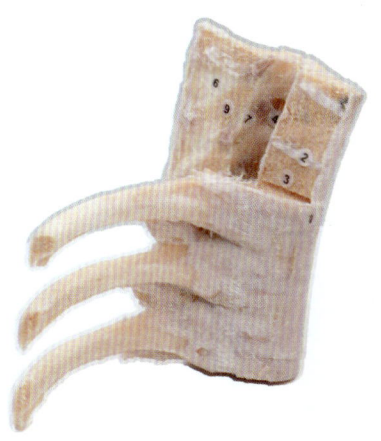

图2-3 脊柱正中矢状切标本

步骤3.观察椎间盘标本(图2-4)和椎弓间连结标本(图2-5),指出椎间盘的位置、外形和纤维环、髓核,前纵韧带、后纵韧带的位置,棘上韧带、棘间韧带和黄韧带的附着部位。

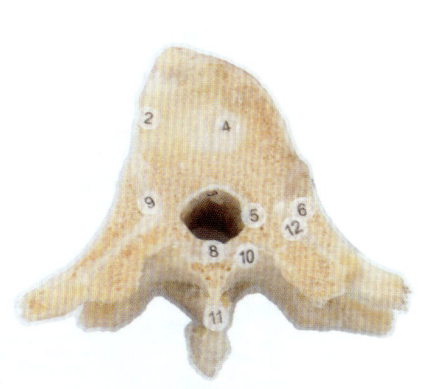 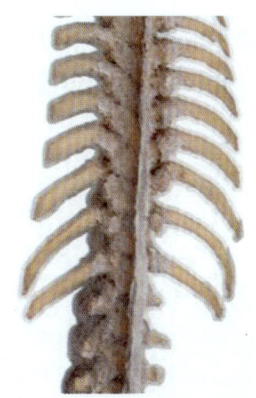

图2-4 椎间盘标本　　　　　　　　**图2-5 椎弓间连结标本**

步骤4.观察脊柱前面观标本(图2-6)和脊柱侧面观标本(图2-7),指出椎体大小的变化、棘突排列的方向,以及棘突之间距离大小的差别。描述脊柱四个生理性弯曲的部位和方向及其临床意义。

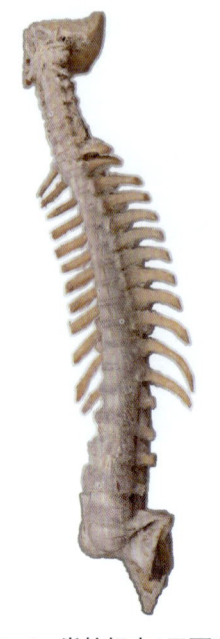
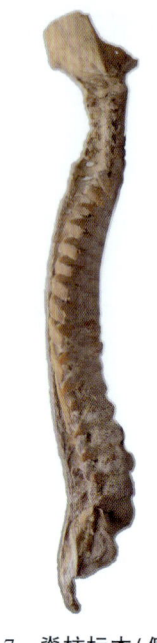

图 2-6　脊柱标本(正面观)　　图 2-7　脊柱标本(侧面观)

步骤 5. 观察胸廓标本的前面观(图 2-8A)和后面观(图 2-8B),描述各肋前后端的连结关系,胸廓上下口的组成,肋弓的形成及其临床意义。

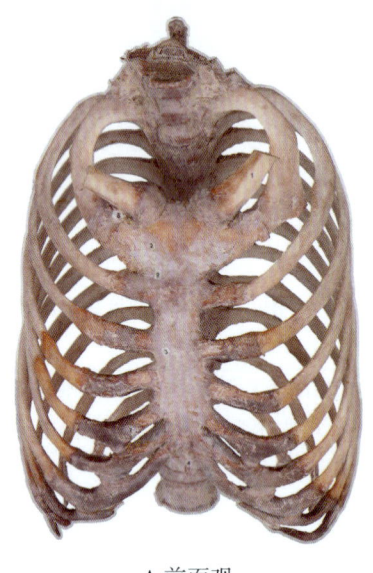
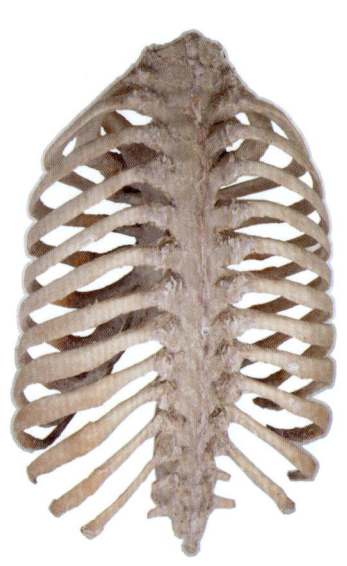

A.前面观　　　　　　　　　　　　　B.后面观

图 2-8　胸廓标本

步骤6. 结合实验情境,讨论并分析给出的思考题。

六、注意事项

1.尊重解剖标本,实验过程中要注意对标本和模型的维护。

2.使用湿标本时要小心取放,避免损坏标本,如果出现损坏,请及时报告指导老师。

3.湿标本在流水冲洗后可能残留些许固定液味道,若有同学在使用过程中身体不适,请及时报告指导老师。

4.观察湿标本关节运动时注意幅度不要过大,以免损伤韧带及肌肉。

七、实验作业

1.以小组形式,结合整体躯干骨标本、模型,描述躯干骨连结的组成部分以及各部分的连结形式。

2.小组间互相提问,通过观察脊柱标本、椎间盘标本、椎弓间连结标本、胸廓标本并结合骨架和挂图,说出脊柱的连结形式、形态、运动及临床意义,解释临床椎间盘突出常见位置及临床意义;说出胸廓的组成、作用及形状变化,说出肋弓的组成及临床意义。依据对方回答的准确性和完整性进行互评并打分。

3.每个小组结合所学躯干骨连结的组成部分和结构特点,用超轻彩色黏土制作出等比例大小的整体躯干骨连结模型,要求外观精美,结构清晰准确。指导老师根据各组作品的完整性、准确性及美观性进行打分。

八、思考题

结合实验情境,思考患者顾某可能引起腰椎间盘突出的因素有哪些。

关注健康,保护脊柱

脊柱健康 共筑健康中国

人的衰老最早是从脊柱开始,其柔韧性减弱是人体衰老最早的征兆。直立行走使得身体的负荷压在脊柱上,使脊柱容易出现变形、错位、增生、椎间盘突出等病变。脊柱是神经的重要通道,因脊柱不健康而引起的病症多达上百种。一方面会出现头晕、手麻、腰背痛、椎间盘突出、骨质增生等颈腰椎病;另一方面,由于支配内脏的神经受到刺激压迫,还可引发高血压、心脏病、糖尿病、消化系统疾病等内科病症。如果说人的寿命是120岁,脊柱问题会让我们的寿命缩短1/3。一个人的脊柱是否健康关系着他的生活质量,因此,脊柱被喻为"人体的第二生命线",对健康有着重要的影响。据统计,9%的人群存在不同程度的脊柱问题。

关爱健康,呵护脊柱,不仅能大大降低颈肩腰腿痛的发病率,而且还可降低与脊椎相关疾病的发生。关心脊柱健康,呵护脊柱,应从小开始。脊椎病并非只是中老年人的常见病,青少年患脊椎病早已存在。小儿脊椎病患者大多数是外伤致病,少数为咽喉部炎症、高热抽搐引发。例如,婴幼儿斜颈,多由产伤引起;学龄儿童的头昏头痛、肩背不适、摇头眨眼、恶心厌食、多动症等,多因运动创伤、坐卧姿势不良导致相关椎间关节错位,损及神经、血管而发病。青壮年人在运动和劳动中发生的急性创伤、生活和劳动姿势不良或过劳等,均会引发脊椎的慢性劳损,亦会发展为脊椎病。因此,为了健康,应从青少年时期开始重视、呵护脊柱。

(李 晓)

任务二 颞骨连结

一、实验目的

1. 掌握颞下颌关节的组成、位置、结构特点、运动及临床意义。
2. 熟悉颅骨的纤维连结和软骨连结。
3. 了解新生儿颅骨连结与成人的异同。
4. 熟练掌握观察标本识结构以及正确拿取标本的技能。
5. 坚持知识传授与价值引领相结合,培养当代医学生坚定理想信念、承担社会责任,融入社会主义核心价值观,旨在提高大学生专业理论知识和实践技能的同时,培养学生的职业道德,使其成为德才兼备、全面发展的人才。

二、实验材料

1. 整颅标本。
2. 颞下颌关节标本(关节囊未切开)。
3. 颞下颌关节模型和挂图。
4. 新生儿颅骨标本(顶面观和侧面观)和挂图。
5. 超轻彩色黏土。

三、实验内容

(一)颅骨的直接连结

1. 纤维连结　缝是颅骨间的主要连结形式,如冠状缝、矢状缝、人字缝。
2. 软骨连结　如蝶骨和枕骨之间的软骨结合。

(二)颅骨的间接连结

1. 颞下颌关节组成　由下颌窝、关节结节、下颌头构成。
2. 颞下颌关节特点　关节囊松弛,囊外有颞下颌韧带加强,囊内有关节盘将关节腔分为上下两份。其关节盘具有吸收震荡、缓解关节内压力的作用;具有较好的形态可塑性,对于调节关节面和下颌头之间形态、大小的不均衡,进而维持关节运动等功能的稳定性起到重要的作用。
3. 颞下颌关节运动　两侧同时进行,属于联合关节。运动方式有上提和下降,发生于下关节腔;前进和后退,发生于上关节腔;侧方运动,实际上是一侧关节旋转,另一侧做前后运动。
4. 临床联系　当机体突然打哈欠,或者突然张开口过大时,由于下颌头移至关节结节前方且处于不稳定状态,此时肌肉过分收缩或下颌骨过度下降时,下颌头与关节盘可随着关节囊前壁移至关节结节的前方,即形成颞下颌关节前脱位。

(三)新生儿颅骨连结特点

新生儿的颅骨是比较柔软的,由于颅骨尚未发育完全,所以骨与骨之间存在缝隙,并在头的顶部和枕后部形成两个没有骨覆盖的区域,分别称为前囟和后囟。囟门的表面是头皮,其下面是脑膜,其次是大脑和脑脊液。将手指轻放在新生儿囟门上,可以摸到与脉搏一致的跳动。正常婴儿坐位时,囟门略微凹陷。

1.前囟 前囟位于两侧顶骨前上角与额骨相接处,呈菱形,大多数婴儿闭合时间为两岁半之前,少数至三岁闭合,闭合后形成缝。若闭合过早易形成头小畸形;闭合太晚多见于佝偻病、脑积水或呆小病;如出现囟门早闭或晚闭情况,要及时就医。

正常时前囟是平坦的,扪之柔软,当婴儿呕吐频繁或腹泻次数太多,大量丢失水分可致前囟凹陷;脑膜炎、脑积水等颅内压增高时,可致前囟膨隆或凸起,故婴儿发烧或吐泻时,要多注意前囟的改变,如有凹陷或膨隆情况应立即就医。

2.后囟 后囟位于两侧顶骨后上角与枕鳞相接处,呈三角形,出生后半年内闭合。临床对新生儿疾病进行诊断时,如在身体其他部位难以采集静脉血,可通过前后囟穿刺进针,于上矢状窦内采血方便。

四、实验情境

患者余某,女,31岁。主诉进食时下巴脱位不能咬合3个月。患者3个月前张口进食时突然下颌运动失常,下颌前伸,后无法闭合。经针灸治疗2个月,下颌前伸症状稍有好转。临床检查:颌面部基本对称,无口角歪斜、闭眼不全等面瘫症状。患者无法闭口,下颌不偏斜,且运动过程中无疼痛弹响。双侧耳屏前触诊有凹陷,无压痛,两侧颧弓下方可触及下颌头形态。患者咬合时,前后牙均呈开口状,无咬合接触。CT显示:双侧颞下颌关节下颌头均位于关节结节前上方,关节窝空虚,双侧下颌头颈部后外侧影像学密度增高。诊断:双侧颞下颌关节陈旧性脱位。

思考:患者诊断为双侧颞下颌关节陈旧性脱位,试说明颞下颌关节易向哪个方向脱位,其常见的原因有哪些?

五、实验步骤

观察关节时要从以下8个方面学习:关节的名称、位置、组成、基本结构、辅助结构、关节的特点、关节的运动和临床意义。

步骤1.观察整颅标本和颞下颌关节标本(图2-9),在标本上指出颞下颌关节的位置、组成、关节囊的结构特点和关节盘的形态,并结合自身指出颞下颌关节位置。

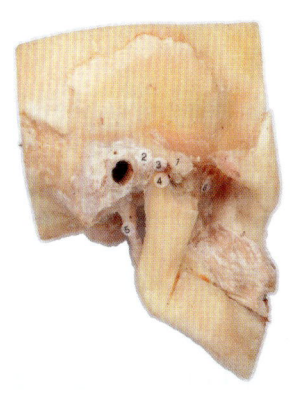

图 2-9 颞下颌关节标本(关节囊未切开)

步骤 2. 结合整颅标本,观察未切开的颞下颌关节标本,结合标本和自身演示颞下颌关节的运动方式。说出颞下颌关节脱位时易向哪个方向,为什么,复位手法如何,并在标本上演示。

步骤 3. 结合成人颅骨标本,观察新生儿颅骨标本的顶面观和侧面观,对比新生儿颅骨连结和成人颅骨连结的方式,指出新生儿前囟、后囟的临床意义。

步骤 4. 结合实验情境,讨论并分析给出的思考题。

六、注意事项

1. 尊重解剖标本,实验过程中要注意对标本和模型的维护。
2. 使用湿标本时要小心取放,避免损坏标本,如果出现损坏,请及时报告指导老师。
3. 湿标本在流水冲洗后可能残留些许固定液味道,若有同学在使用过程中身体不适,请及时报告指导老师。
4. 观察湿标本关节运动时注意幅度不要过大,以免损伤韧带及肌肉。

七、实验作业

1. 以小组形式,结合成人颅骨标本、模型,观察颞下颌关节标本,描述颞下颌关节的组成、运动方式、关节囊的结构特点和关节盘的形态。

2. 小组间互相提问,通过观察成人颅骨标本、新生儿颅骨标本、颞下颌关节标本并结合模型和挂图,说出新生儿前囟、后囟的位置及其临床意义;解释临床上颞下颌关节脱位时易向哪个方向,常见原因有哪些,复位手法如何。依据对方回答的准确性和完整性进行互评并打分。

3. 每个小组结合所学颅骨连结的形式和结构,用超轻彩色黏土制作出等比例大小的整体颅骨连结模型,要求外观精美,结构清晰准确。指导老师根据各组作品的完整性、准确性及美观性进行打分。

八、思考题

结合实验情境,思考患者余某颞下颌关节复位时应注意哪些因素。如你是她的主治医生,会怎么做?

> 心系苍生,敬佑生命
>
> ### 拒绝暴力拔牙　构建和谐医患关系
>
> 　　由于人类食物日趋精细,致使颌骨逐渐退化缩小,造成牙列与颌骨的长度不协调,牙齿疾病越来越常见。2020年4月13日一名七岁男童于陕西西安某医院拔牙后昏迷近40天,仍未脱离生命危险。无独有偶,西安小伙儿于小诊所拔牙后下巴脱臼,一天掉三十多次,后经医院诊断为"右侧颞下颌关节陈旧性脱位",疾病的折磨使得原本性格活泼开朗的小伙变得日渐忧郁。当代社会,随着网络的发达以及人们对于医务人员要求精益求精,医疗纠纷日益增多,这就要求医生要发扬白求恩精神。什么是白求恩精神呢?毫不利己、专门利人、无私奉献、精益求精,满腔的工作热情、严谨的工作态度、精湛的医疗技术,医疗无国界,这便是白求恩精神。

(李　晓)

任务三　上肢骨连结

一、实验目的

1. 掌握胸锁关节、肩关节、肘关节、腕关节的位置、组成、结构、特点及其运动形式。
2. 熟悉肩锁关节、前臂骨连结的位置、组成、结构、特点及其运动形式。
3. 了解腕骨间关节、腕掌关节、掌骨间关节、掌指关节、指骨间关节的位置、组成、结构、特点及运动形式;临床各大关节常见的脱位方向及其复位手法。
4. 熟练观察标本识结构以及正确拿取标本的技能。
5. 培养学生践行社会主义核心价值观,严谨的态度,较强的责任意识;提高学生专业能力和综合素质,善于与患者沟通,懂得建立良好的医患关系,成为能为患者解除病痛的合格医学生。

二、实验材料

1. 全身人体骨架标本。
2. 肩关节标本(关节囊切开和未切开)及挂图。
3. 肘关节标本(关节囊切开和未切开)及挂图。
4. 前臂骨连结标本及挂图。
5. 腕关节标本及挂图和手关节标本及挂图。
6. 胸锁关节标本及挂图。
7. 肩锁关节挂图。
8. 超轻彩色黏土。

三、实验内容

(一)上肢带骨连结

上肢带骨连结包括胸锁关节和肩锁关节。两关节将上肢骨连于躯干骨,活动幅度虽小,但作为支点扩大了上肢的运动范围。

1. 胸锁关节　由锁骨的胸骨端关节面与胸骨柄的锁切迹及第1肋软骨的上面共同构成。关节面略呈鞍状,关节腔内有关节盘,将关节腔分为内下和外上两部分。胸锁关节可做各个方向的微动运动。

2. 肩锁关节　由肩胛骨的肩峰关节面与锁骨肩峰端的关节面构成。有喙锁韧带(斜方韧带、锥状韧带)加固。肩锁关节属平面关节,可做各方向的微动运动。

3. 喙肩韧带　连结于喙突与肩峰之间,形成喙肩弓架于肩关节上方,可防止肱骨头向内上方脱位。

（二）自由上肢骨连结

1.肩关节　由肩胛骨的关节盂和肱骨的肱骨头构成，属典型的球窝关节。

关节盂周缘有纤维软骨环构成的关节盂唇附着，加深了关节窝。肱骨头的关节面较大，关节盂的面积仅为关节头的1/3或1/4，因此，肱骨头的运动幅度较大。肩关节关节囊薄而松弛，附着于关节盂和肱骨解剖颈周围。在关节囊的上方有喙肱韧带连结于喙突与肱骨头大结节之间；关节囊的前壁有盂肱韧带加强；肩峰和喙突之间有喙肩韧带加固；切开关节囊，可见肱二头肌长头腱自肱骨结节间沟穿出，连于肩胛骨盂上结节；其中关节囊下壁最为薄弱，故肩关节易发生前下脱位。

肩关节为全身最灵活的球窝关节，可做屈、伸、内收、外展、旋内、旋外及环转运动。

2.肘关节　由肱骨下端和桡、尺骨上端组成，包括肱尺、肱桡和桡尺近侧三组关节，称为复关节。其中肱骨滑车与尺骨滑车切迹构成肱尺关节，是肘关节的主体部分；肱骨小头与桡骨头的关节凹构成肱桡关节；桡骨头环状关节面与尺骨的桡切迹构成桡尺近侧关节。

肘关节囊前、后壁薄而松弛，囊的内侧壁有增厚的尺侧副韧带；外侧壁有增厚的桡侧副韧带；包绕桡骨头的纤维环称为桡骨环状韧带，可防止桡骨头脱位。幼儿桡骨头发育不全，桡骨环状韧带松弛，故当其上肢受到外力猛力牵拉时，桡骨头可从下方脱出，造成桡骨头半脱位。

肘关节的肱尺关节可沿略斜的冠状轴做屈伸运动；桡尺近侧关节与桡尺远侧关节是必须同时运动的联合关节，司前臂的旋转运动；肱桡关节虽属球窝关节，但只能配合上述两关节的活动，即与肱尺关节一起，共同进行屈伸运动，配合桡尺近侧关节进行垂直轴的旋转运动，但却失去矢状轴的内收、外展运动的能力。故肘关节主要可做屈、伸运动。

3.前臂骨的连结　包括桡尺近侧关节、前臂骨间膜和桡尺远侧关节。

（1）桡尺近侧关节：在肘关节已述。

（2）前臂骨间膜：连结于桡骨和尺骨两骨的骨间嵴之间，是一层坚韧的纤维膜。当前臂两骨处于旋前或旋后位时，骨间膜松弛；而处于中间位时，骨间膜紧张。

（3）桡尺远侧关节：由桡骨的尺骨切迹与尺骨头的环状关节面，以及尺骨头与桡腕关节盘的近侧面构成，属于车轴关节。桡尺近侧关节和远侧关节是联合关节。

4.手骨的连接　包括桡腕关节、腕骨间关节、腕掌关节、掌指关节和指骨间关节。

（1）桡腕关节：又称腕关节，由桡骨的腕关节面和尺骨头下端的关节盘构成关节窝，手舟骨、月骨和三角骨的近侧关节面作为关节头而构成。关节囊松弛，关节的前、后和两侧都有韧带加强。腕关节可做屈、伸、内收、外展和环转运动。

（2）腕骨间关节：为相邻腕骨之间构成的关节。

（3）腕掌关节：分别由远侧列腕骨与5个掌骨底构成。拇指腕掌关节活动度较大，可做屈、伸、内收、外展和对掌运动。对掌运动是第1掌骨的外展、屈和旋内运动的总和，能使拇指尖的掌面与其他指末节掌面接触。

(4)掌指关节:由掌骨头与近节指骨底构成,可做屈、伸、内收和外展运动。

(5)指骨间关节:共9个,由相邻指骨底和头构成,可做屈、伸运动。

四、实验情境

患者宋某,男,61岁。患者自诉于30天前下坡时摔倒,当时左肩部畸形、肿痛、活动障碍,患者伤后神志清楚,无恶心呕吐,无皮肤活动出血及四肢麻木。曾就诊当地卫生院,给予复位、固定,局部肿痛减轻。但于上周解除固定时,发现左肩部仍畸形,左上肢不能上举,遂在县医院拍片诊断为:左肩关节脱位,建议去上级医院就诊。

检查:患者面色稍苍白,舌暗红,脉沉细。左肩部呈"方肩"畸形,肩部肌肉萎缩,局部轻压痛,在锁骨下可触及肱骨头。左肩活动受限,以外展及上举受限最为明显。左手搭肩试验阳性。

诊断:左肩关节陈旧性脱位。

思考:患者诊断为左肩关节陈旧性脱位,试说明肩关节周围有哪些重要的体表标志,肩关节的组成和运动形式有哪些。

五、实验步骤

观察关节时要从以下8个方面学习:关节的名称、位置、组成、基本结构、辅助结构、关节的特点、关节的运动和临床意义。

步骤1.观察关节囊切开的肩关节标本和关节囊未切开的肩关节标本(图2-10),找出肩关节的基本结构:关节面、关节囊和关节腔;肩关节的辅助结构:韧带、关节唇,并指出其辅助结构各有什么作用。

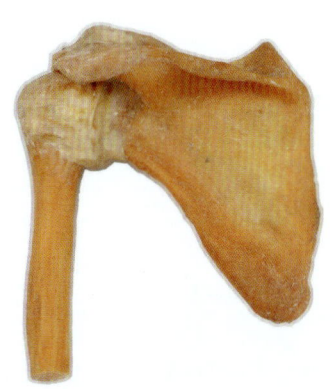

图2-10 肩关节标本(关节囊未切开)

步骤2.结合上肢骨骨架和肩关节标本、胸锁关节标本(胸廓标本上)、肩锁关节图,说出肩关节的结构特点,演示肩关节的运动形式,并说出胸锁关节和肩锁关节在肩关节运动时有何作用。

步骤 3. 结合上肢骨骨架、关节囊切开的肘关节标本(图 2-11)和关节囊未切开的肘关节标本(图 2-12),说出肘关节的组成、结构、特点及运动形式,并在标本上演示肘关节的运动形式。

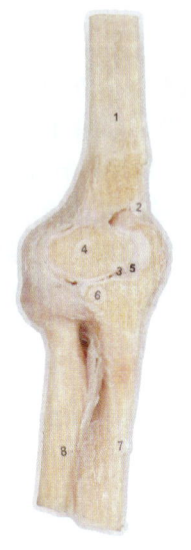 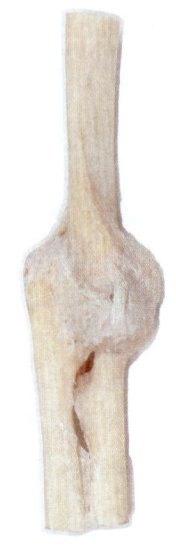

图 2-11 肘关节标本(关节囊已切开)　　图 2-12 肘关节标本(关节囊未切开)

步骤 4. 结合关节囊切开的肘关节标本和关节囊未切开的肘关节标本,演示肘关节桡骨头半脱位的过程并解释为什么。

步骤 5. 结合上肢骨骨架,观察前臂骨连结标本(图 2-13),描述前臂骨连结的结构、特点及运动方式。

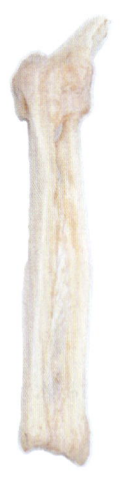

图 2-13 前臂骨连结标本

步骤6.结合手骨标本,观察手关节标本前面观(图2-14)和腕关节标本后面观(图2-15),指出腕关节、腕骨间关节、腕掌关节、掌指关节和指骨间关节的位置、组成、结构特点及运动方式。重点演示腕关节的运动形式。

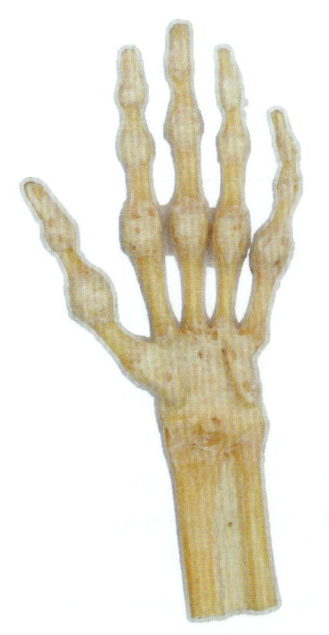 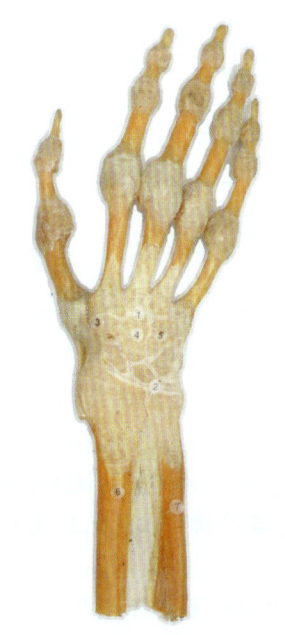

图2-14 手关节标本(前面观)　　　　　　图2-15 腕关节标本(后面观)

步骤7.结合实验情境,讨论并分析给出的思考题。

六、注意事项

1.尊重解剖标本,实验过程中要注意对标本和模型的维护。

2.使用湿标本时要小心取放,避免损坏标本,如果出现损坏,请及时报告指导老师。

3.湿标本在流水冲洗后可能残留些许固定液味道,若有同学在使用过程中身体不适,请及时报告指导老师。

4.观察湿标本关节运动时注意幅度不要过大,以免损伤韧带肌肉。

七、实验作业

1.以小组形式,结合整体上肢骨标本、肩关节标本、肘关节标本、前臂骨连结标本、手关节标本,描述肩关节、肘关节、腕关节、腕骨间关节、腕掌关节、掌指关节和指骨间关节的位置、组成、结构特点及运动方式。

2.小组间互相提问,通过观察上述标本及模型并结合骨架和挂图,解释临床上肩关节、肘关节常见的脱位方位、复位手法及复位时的注意事项。依据对方回答的准确性和完整性进行互评并打分。

3.每个小组结合所学上肢骨连结的形式和结构,用超轻彩色黏土制作出等比例大小的整体上肢骨连结模型和手关节冠状切模型,要求外观精美,结构清晰准确。指导老师根据各组作品的完整性、准确性及美观性进行打分。

八、思考题

结合实验情境,用解剖学知识解释为何肩关节多见于前下方脱位。

关爱健康,致敬英雄

关爱残疾人　共筑和谐社会

余泽忠18岁参加了解放军,在部队他积极向上,不管是军事能力还是个人素质都非常优秀。1979年2月,对越自卫反击战开始,余泽忠跟随部队参加了战斗,余泽忠在前线冲锋陷阵,打了很多仗,在战斗中受过很多伤,其中有两次还是因为救自己的战友受的伤,不幸的是,有一次受伤,余泽忠直接落下了残疾。退役回到家乡以后,余泽忠还保持着在部队的优良传统和作风,舍己为人,智斗悍匪,助人为乐。但是他因为身体落下残疾,在应聘工作时比较困难,甚至还有人因此对他进行嘲笑。后来余泽忠患肝硬化去世。

我们生活的和平年代是用先烈的生命和鲜血换来的。因此我们要关爱残疾人,更要尊重保卫祖国、受伤退役的残疾人。

(李　晓)

任务四　下肢骨连结

一、实验目的

1. 掌握髋关节、膝关节、距小腿关节的位置、组成、结构、特点及运动形式；骨盆的组成、分部及临床意义；足弓的组成及特点。
2. 熟悉小腿间骨连结的位置、组成、结构、特点；骨盆的性别差异及其临床意义。
3. 了解骶髂关节、跗骨间关节、跗跖关节、跖趾关节、趾骨间关节的位置、组成、结构、特点及运动形式。
4. 熟练观察标本识结构以及正确拿取标本的技能。
5. 培养学生良好的行为习惯、生活习惯以及正确的运动习惯；增强学生团队协作意识、攻坚克难，一切从解除患者病痛出发，不畏艰难，为患者重塑健康人生，强化职业使命感。

二、实验材料

1. 下肢骨骨架标本及挂图。
2. 髋关节标本（关节囊切开和未切开）及挂图。
3. 膝关节标本（关节囊切开和未切开）及挂图。
4. 男、女性骨盆标本、模型及挂图。
5. 足关节标本（前面观、后面观）及挂图。
6. 超轻彩色黏土。

三、实验内容

（一）下肢带骨连结

骶髂关节、耻骨联合、髋骨与脊柱间的韧带连结等。

1. 骶髂关节　由骶骨与髂骨的耳状面构成，属微动关节。有骶髂骨间韧带、骶髂前韧带和骶髂后韧带加强。
2. 耻骨联合　由两侧的耻骨联合面借纤维软骨连结而成，属微动关节。
3. 髋骨与脊柱间的韧带连结

（1）骶结节韧带：起于髂后下棘、骶骨侧缘及尾骨的上部，向外方经骶棘韧带的后方止于坐骨结节。

（2）骶棘韧带：起于骶骨下端及尾骨的外侧缘，向外方与骶结节韧带交叉后止于坐骨棘。

上述两条韧带与坐骨大小切迹共同围成坐骨大孔和坐骨小孔,是臀部与盆腔和会阴部之间的通道,有肌肉、神经、血管等结构通过。

(3)髂腰韧带:连于第4、5腰椎横突与髂嵴之间。

4.骨盆　由骶骨、尾骨和左右髋骨及其韧带连结而成。被斜行的界线(后方起于骶骨岬,经髂骨弓状线、髂耻隆起、耻骨梳、耻骨结节、耻骨嵴到耻骨联合上缘连线)分为两部分:界线以上称为大骨盆;界线以下称为小骨盆。小骨盆有上下两口,上口由界线围成;下口高低不平,呈菱形,其周界由后方向前为尾骨尖、骶结节韧带、坐骨结节、坐骨下支、耻骨下支、耻骨联合下缘。两侧耻骨下支和坐骨支在耻骨联合下缘形成耻骨弓,所形成的夹角叫耻骨角。

青春期开始,骨盆形状出现性别差异。男性骨盆呈漏斗状,骶骨长、弯曲度大,入口呈心形,坐骨大切迹口部较狭窄,耻骨角角度为70°~75°;女性骨盆呈圆桶状,骶骨宽、短、弯曲度小,入口椭圆形,坐骨大切迹宽大,耻骨角角度较大,为90°~100°,有利于女性妊娠和分娩。

(二)自由下肢骨连结

1.髋关节　由股骨头与髋臼构成,属于球窝关节。

髋臼内仅月状面被覆关节软骨,髋臼窝内充满脂肪,可随关节内压力的增减而被挤出或吸入,以维持关节内压力的平衡。在髋臼切迹上有髋臼横韧带,并与切迹围成一孔,有神经、血管等结构通过,前面附于转子间线,后面附于转子间嵴的内侧,且韧带在后面仅包裹股骨颈的内侧2/3,所以股骨颈骨折时,根据其骨折部位而有囊内、囊外或混合性骨折之分。

关节囊厚而坚韧,周围有韧带加强,前壁有增厚的人字形髂股韧带;前内侧壁有耻股韧带;后壁有坐股韧带;关节囊纤维层环绕股骨颈的中部,称为轮匝带。切开关节囊可见髋臼周围附着纤维软骨构成的髋臼唇,起加深关节窝的作用;股骨头凹有股骨头韧带与髋臼相连接,起稳固髋关节的作用。髋关节后下部较薄弱,临床上发生脱位时,股骨头多脱向后下方。

髋关节为多轴性关节,能做屈、伸、内收、外展、旋内、旋外及环转运动。由于髋关节关节窝较深,关节囊厚而坚韧,且有多条韧带加固,故其运动形式虽与肩关节一致,但运动幅度较小,其结构更加趋于稳定,有利于支持体重和行走的功能。

2.膝关节　由股骨下端和胫骨上端以及髌骨构成,属椭圆滑车关节,为人体最大且构造最复杂的关节。

膝关节的关节囊较薄且松弛,附着于各关节面的周围,四周有韧带加强。关节囊外前方有股四头肌肌腱延续形成的髌韧带;在髌韧带的两侧有髌内、外侧支持带,为股内侧肌腱膜和股外侧肌腱膜的下延;后方有腘斜韧带;内侧有胫侧副韧带,外侧为腓侧副韧带。关节囊内有两条交叉韧带:前交叉韧带附着于胫骨髁间前窝,向后外上方,止于股骨外侧髁内面的后份,有防止胫骨过度前移的作用。后交叉韧带位于前交叉韧带的后内侧,起自胫骨髁间后窝,向前上内方,附着于股骨内侧髁外面的前份,具有限制胫骨过度后移的作用。

关节囊的滑膜层广阔,突入关节腔内,叫作翼状襞。两侧的翼状襞向上方逐渐合成一条带状的皱襞,称为髌滑膜襞,延伸至股骨髁间窝的前缘。

在膝关节内,有垫在股骨内、外侧髁和胫骨内、外侧髁关节面之间的两块半月形纤维软骨板,称半月板。内侧半月板呈"C"形,外侧半月板呈"O"形。半月板上面凹陷,下面平坦,外缘厚、内缘薄,两端借韧带附着于胫骨髁间隆起。半月板将膝关节腔分为上、下两腔,使关节头和关节窝更加适应,可缓冲压力、震荡,起弹簧垫样作用,同时也增加了运动的灵活性。当膝关节半屈位强力运动时,可造成半月板损伤。

膝关节主要能做屈、伸运动,在半屈位时可做轻度的旋内、旋外运动。

3.小腿骨的连结　包括胫腓关节、小腿骨间膜和胫腓韧带联合。小腿两骨连结很紧密,几乎不能运动。

4.足骨的连接　包括踝关节、跗骨间关节、跗跖关节、跖骨间关节、跖趾关节及趾骨间关节。

(1)踝关节:由胫骨、腓骨下端的关节面与距骨滑车构成的关节。

关节囊前后较薄,内外两侧较厚,并有韧带加强。关节囊内侧有一强韧的三角形韧带,从内踝到距骨、跟骨、舟骨3骨的内侧;外侧有距腓前韧带、距腓后韧带和跟腓韧带加强,从外踝到距骨的前面、后面和外侧;后方有强大的跟腱加强。关节外侧韧带较内侧薄弱,易损伤。由于距骨滑车前宽后窄,使踝关节在背屈时比较稳定。

踝关节属滑车关节,可沿冠状轴做背屈及跖屈运动。足尖向上,足与小腿间的角度小于90°叫背屈;反之,足尖向下,足与小腿间的角度大于直角叫作跖屈。在跖屈时,足可做一定范围的侧方运动。

(2)跗骨间关节:为跗骨诸骨之间构成的关节,运动幅度很小。

(3)跗跖关节:由骰骨、3块楔骨和5块跖骨底构成,运动幅度很小。

(4)跖骨间关节:由第2~5块跖骨底的毗邻面借韧带连结而成,运动幅度很小。

(5)跖趾关节:由跖骨头与近节趾骨底构成,运动幅度很小。

(6)趾骨间关节:位于各趾骨之间,运动幅度很小。

5.足弓　是由跗骨、跖骨、足底韧带、肌腱构成,可分为前后方向的纵弓及内外方向的横弓。

足弓的主要功能是保证直立时足底的稳固性。跳跃时起着缓冲震荡的作用。行走时,对身体重力有着缓冲作用,同时还有保持足底的血管和神经免受压迫等作用。

四、实验情境

患者程某,男,17岁,学生。8个月前和同学一起打篮球时用力过度,导致左侧膝关节疼痛、肿胀,休息后症状缓解,但始终感觉膝关节不敢发力。1周前再次扭伤膝关节,出现关节疼痛,不能伸直和过屈。查体见:患者左侧膝关节肿胀,内侧关节间隙压痛,麦氏征内侧阳性,浮髌试验阳性,抽屉试验阴性。患者来诊后做了膝关节核磁检查,在矢状位上看到膝关节呈"双后交叉韧带征象",冠状位上可以看到内侧半月板撕裂后进入髁间窝内。诊断:左侧膝关节半月板损伤。

思考:患者诊断为左侧膝关节半月板损伤,试说明膝关节的组成和运动形式,半月板在膝关节的运动中起到什么作用。

五、实验步骤

观察关节时要从以下8个方面学习:关节的名称、位置、组成、基本结构、辅助结构、关节的特点、关节的运动和临床意义。

步骤1. 观察男性骨盆标本(图2-16)和女性骨盆标本(图2-17)的组成;辨认坐骨大、小孔的围成;察看耻骨联合的位置,并说明耻骨联合运动幅度在男、女性上的差异,这种差异有何意义。

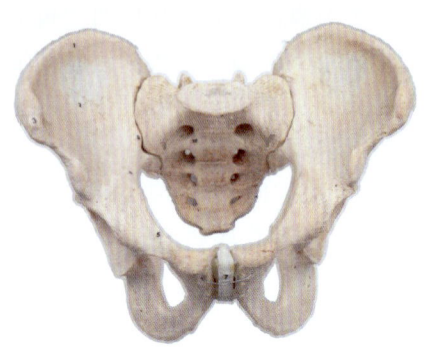 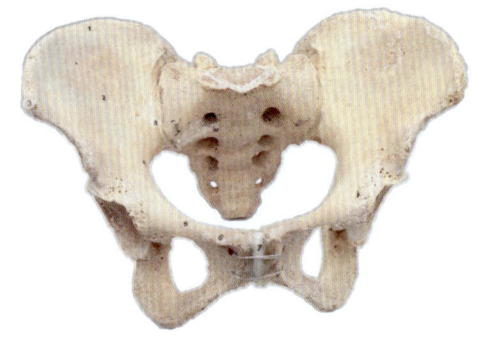

图2-16　男性骨盆标本(前面观)　　　　图2-17　女性骨盆标本(前面观)

步骤2. 结合下肢骨骨架和骨盆标本,观察骨盆的组成,大小骨盆的分界,界线的构成,小骨盆下口的围成,耻骨弓的构成;描述男、女性骨盆标本的差异:小骨盆上下口形状,骨盆腔的形状,耻骨下角的大小等,此差异有何临床意义。

步骤3. 观察关节囊未切开的髋关节标本(图2-18)和关节囊切开的髋关节标本(图2-19),指出髋关节的组成、结构、特点及运动形式;关节面的形态,关节囊在股骨颈前、后面上的附着部位,在标本上并结合自身演示髋关节的运动形式、临床常见的脱位方向、复位手法。

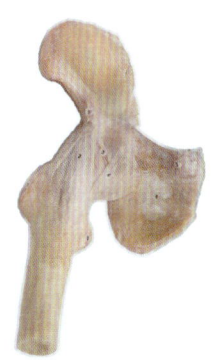 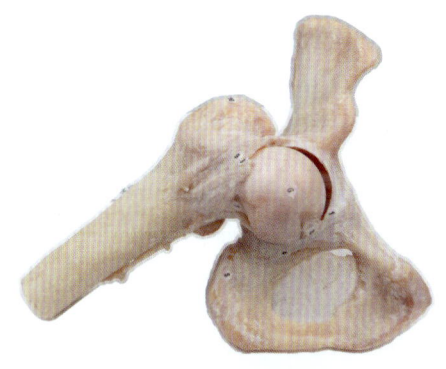

图 2-18　髋关节标本（关节囊未切开）　　图 2-19　髋关节标本（关节囊已切开）

步骤 4. 对比髋关节标本和肩关节标本（上肢骨连结已述），描述肩关节和髋关节在组成、结构、特点上的异同之处，结合自身演示两种关节运动形式上的异同之处，并尝试解释为什么。

步骤 5. 结合关节囊未切开的膝关节标本（图 2-20）和关节囊切开的膝关节标本，观察膝关节的组成；髌韧带的位置和形成；前、后交叉韧带的位置和附着点；内、外侧半月板的位置和形态；演示膝关节前、后交叉韧带和半月板各自的作用及损伤的临床表现。

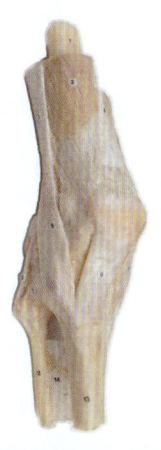

图 2-20　膝关节标本（关节囊未切开）

步骤 6. 对比膝关节标本和肘关节标本（上肢骨连结已述），描述膝关节和肘关节在组成、结构、特点上的异同之处，并结合自身演示两种关节运动形式上的异同之处，并尝试解释为什么。

步骤 7. 观察足关节标本（图 2-21），描述小腿骨连结的组成，并与前臂骨连结比较；观察距小腿关节的组成和内、外侧韧带；演示距小腿关节的运动形式，并解释为何穿高跟鞋较平底鞋更易发生崴脚，崴脚时内翻还是足外翻常见；观察足弓的形态，说明足弓的作用。

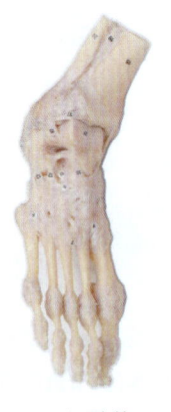 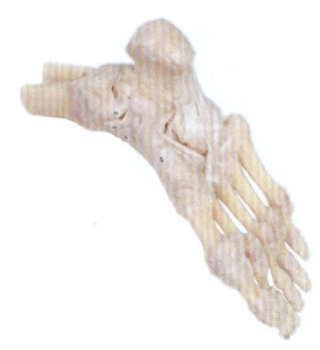

A．上面观　　　　　　　　　　B．下面观

图2-21　足关节标本

步骤8. 对比手关节标本(上肢骨连结已述)和足关节标本,描述手关节和足关节在组成、结构、特点上的异同之处,结合自身演示两种关节运动形式上的异同之处,并尝试解释为什么。

步骤9. 结合实验情境,讨论并分析给出的思考题。

六、注意事项

1.尊重解剖标本,实验过程中要注意对标本和模型的维护。

2.使用湿标本时要小心取放,避免损坏标本,如果出现损坏,请及时报告指导老师。

3.湿标本在流水冲洗后可能残留些许固定液味道,若有同学在使用过程中身体不适,请及时报告指导老师。

4.观察湿标本关节运动时注意幅度不要过大,以免损伤韧带肌肉。

七、实验作业

1.以小组形式,结合整体下肢骨标本、髋关节标本、膝关节标本、小腿间骨连结标本、足关节标本,描述髋关节、膝关节、距小腿关节的位置、组成、结构特点及运动方式。

2.小组间互相提问,通过观察髋关节标本、膝关节标本、距小腿关节标本并结合骨架和挂图,说出各关节的位置、组成、结构特点及运动方式,解释临床上各关节常见脱位方向及其原因,试演示各关节的复位方法。依据对方回答的准确性和完整性进行互评并打分。

3.每个小组结合所学下肢骨连结的形式和结构,用超轻彩色黏土制作出等比例大小的整体下肢骨连结模型,要求外观精美,结构清晰准确。指导老师根据各组作品的完整性、准确性及美观性进行打分。

八、思考题

结合实验情境,思考患者程某可能引起半月板损伤的因素有哪些。半月板的损伤是否可逆,为什么?

传递雷锋精神,共筑健康中国

张海迪轮椅上的梦

张海迪被誉为身残志坚的一代楷模,自学成才的著名作家,她用顽强的意志粉碎了医生对她生命长度的预言,她努力过好每一天,不断拓展生命的宽度。在20世纪80年代,她坚韧不拔的精神,让全国年轻人看到了奋斗的力量,鼓舞了一大批中国青年。

2008年1月,张海迪当选为中国残联第五届主席团主席,她说:"我要振奋精神,让自我的精神飞翔。我也期望在困境中的残疾人兄弟姐妹要有信心,生活正在改变,必须会越来越好,我和很多同志都会尽最大的努力,为残疾人拥有更好的生活贡献自我的力量,向着为改善残疾人生存状况不懈努力。"

这些事迹让人们记住了张海迪,年过五旬,当年的海迪姐姐不再年轻。时过境迁,如今的80后、90后对她的事迹可能不再熟悉,我们重温海迪的故事,是为了说明一个道理:成功不是中彩票,人的梦想需要汗水和心血的浇灌。从这个方面来说,张海迪依然年轻,海迪精神永远不过时。

(李 晓)

项目三 骨骼肌

任务一　头、颈肌

一、实验目的

1.掌握肌的形态、构造及辅助结构,肌的起止点;胸锁乳突肌的位置、起止点和作用。

2.熟悉咬肌、颞肌、眼轮匝肌、口轮匝肌的位置和作用;斜角肌间隙的围成及通过的结构。

3.了解枕额肌、颊肌的位置;舌骨下肌群的名称和位置。

4.能在活体上触摸头颈肌的肌性标志。

5.通过对头颈部肌肉的学习,了解生活习惯会导致颈肩部肌肉疼痛,拒绝做"低头族",养成良好的生活习惯。

二、实验材料

1.肌的类型一套(示长肌、短肌、扁肌、轮匝肌、二头肌和二腹肌等)。

2.大体标本一具(示颈部浅、中、深层肌)。

3.面肌标本一个。

4.面浅群肌和面深群肌标本各一个。

5.颈前肌和颈外侧肌标本一个。

6.颈深层肌标本一个。

7.人体全身肌肉模型。

8.超轻彩色黏土。

三、实验内容

(一)肌的形态

1.长肌　肌束与肌的长轴平行,收缩时显著缩短,可引起大幅度的运动,多见于四肢。

2.短肌 外形小而短,具有明显的节段性,收缩幅度较小,多见于躯干深层。

3.扁肌 宽扁呈薄片状,兼有运动和保护内脏作用,多见于胸腹壁,其腱性部分呈薄膜状,称腱膜。

4.轮匝肌 主要由环形纤维构成,位于孔裂周围,收缩时可以关闭孔裂。

(二)肌的构造

1.肌腹 为肌性部分,由肌纤维组成,新鲜标本色红而柔软,有收缩能力。

2.肌腱 由胶原纤维构成,色白,强韧而无收缩功能。

(三)肌的辅助结构

1.筋膜 分为浅筋膜(皮下筋膜)和深筋膜(固有筋膜)。浅筋膜在皮下,由疏松结缔组织构成,内有大量脂肪、动静脉、神经、淋巴等通过。深筋膜由致密结缔组织形成,增厚并插入肌群之间,形成肌间隔。

2.滑膜囊

3.腱鞘

(四)肌的起止点

1.起点(定点) 肌在固定骨上的附着点。

2.止点(动点) 肌在移动骨上的附着点。

(五)头肌

头部肌肉可分活动面部皮肤的表情肌和运动下颌骨的咀嚼肌群。

1.面肌 大部分均有骨性起点,但多止于皮肤,属于皮肌。它们收缩时能使皮肤形成不同的皱纹,赋予颜面部各种表情。这些肌肉短小、薄弱,主要位于面部各孔的周围,有环形肌和辐射肌之分,环形肌位置表浅,辐射肌位置较深,前者具有括约肌的作用,后者具有开大肌的作用。

(1)颅顶肌:又名枕额肌,覆盖颅顶,在额部的肌腹(又名额肌)与枕部的肌腹(又名枕肌)间有帽状腱膜相连。额肌薄而且宽阔,起自帽状腱膜,止于眉部皮肤,两侧的肌腹在额正中线部分相接(在鼻根上方)。枕肌起于上项线,止于帽状腱膜,该腱膜与颅顶骨膜借疏松结缔组织相连,其浅面为颅顶盖的浅筋膜,帽状腱膜本身为结实的纤维片,其两侧至颞部变薄。

作用:额肌提眉毛,能使额部形成横纹,枕肌可向后牵引帽状腱膜。

(2)眼轮匝肌:位于眼裂周围,收缩时使眼裂闭合。

(3)口轮匝肌:位于口裂周围,收缩时使口裂闭合。

(4)颊肌:在面颊的深部,为一长方形扁肌,纤维横行。此肌紧贴口腔侧壁的黏膜,收缩使颊内陷紧贴牙齿,若与口轮匝肌同时收缩,能驱使食物进入固有口腔。

2.咀嚼肌

(1)咬肌:位于下颌支的外侧面,呈长方形,部分为腮腺和颈阔肌遮盖。起自颧弓下缘和其内面,向下止于下颌支外面的咬肌粗隆。

作用:收缩时上提下颌骨,同时向前牵引下颌骨。

(2)颞肌:位于颞区,约呈扇形,起自于颞窝,肌束呈扇形向下集中,止于下颌骨冠突。

作用:收缩时上提下颌骨,并可向后牵拉下颌骨。

(3)翼外肌:位于颞下窝,起于蝶骨大翼的下面及翼突外侧板的外面,向后外止于下颌颈及附近之关节囊。

作用:一侧收缩使下颌骨向对侧移动,双侧同时收缩可牵拉下颌头向前做张口运动。

(4)翼内肌:位于下颌支的内侧面,起自于翼突窝,止于下颌骨内面的翼肌粗隆。

作用:收缩时上提下颌骨,并使其向前运动。

(六)颈肌

颈肌依其所在位置分为颈浅肌与颈外侧肌、颈前肌、颈深肌三群。

1.颈浅肌与颈外侧肌群

(1)颈阔肌:覆盖颈前部的肌肉和颜面下部(下颌体的浅面)。为人体中最大的皮肌,薄而宽阔。起自于胸大肌和三角肌表面的筋膜,越过锁骨,肌束向上内一部分附于下颌体下缘,另外一部分越过下颌的浅面附于口角。

作用:收缩时拉口角及下颌向下,并使颈部皮肤出现皱褶。

(2)胸锁乳突肌:位于颈部两侧,大部分为颈阔肌所掩盖。起自于胸骨柄前面和锁骨的胸骨端,二头汇合斜向后上方,止于颞骨的乳突。

作用:一侧收缩使头向同侧倾斜,面向对侧;两侧同时收缩可使头后仰。

2.颈前肌群　包括舌骨上肌群和舌骨下肌群

(1)舌骨上肌群:位于舌骨与下颌骨和颅底之间,每侧有4块肌,都止于舌骨。包括二腹肌、下颌舌骨肌、茎突舌骨肌、颏舌骨肌。

作用:当舌骨固定时,它们收缩可拉下颌骨向下而张口;当下颌骨固定时,它们收缩可上提舌骨,并使舌升高。

(2)舌骨下肌群:位于颈前部、舌骨和胸骨之间颈正中线的两旁,每侧有4块肌,包括胸骨舌骨肌、肩胛舌骨肌、胸骨甲状肌、甲状舌骨肌。

作用:下降舌骨和喉。

3.颈深肌群　主要学习颈深肌外侧群,它们位于颈椎两侧,位置较深。主要有前、中、后斜角肌,这些肌肉均起自于颈椎横突,下行分别止于第1肋(前、中斜角肌)和第2肋(后斜角肌)。前、中斜角肌与第1肋之间的间隙称为斜角肌间隙,有锁骨下动脉和臂丛神经通过。

作用:当颈部固定时,双侧各斜角肌收缩可提第1、2肋助吸气;当胸廓固定时,一侧斜角肌收缩使颈向同侧屈,两侧斜角肌同时收缩使颈前屈。

四、实验情境

患者胡某,女,3岁。其家人注意到此女孩的头向一侧歪斜,随由其母亲带到医院儿科检查。医生检查过程中,发现女孩的头向左侧倾斜,枕骨转向其肩部,下颌转向右侧并上提。在孩子的左侧胸锁乳突肌的下部还触摸到一个包块,该肌的其余部分突出于颈部表面。医生诊断:先天性肌性斜颈。

思考:这种异常通常称作什么?造成这种肌肉异常的常见原因是什么?通常发生在什么时间?

五、实验步骤

步骤1.观察肌的形态及构造。

在整尸标本或封装标本上观察肌的形态,长肌呈细长形见于四肢,短肌位于脊柱深部,扁肌围成胸腹腔,轮匝肌位于孔裂周围。观察肌形态的同时,注意其构造,由红色的肌腹和白色的肌腱构成;长肌肌腱细而长,附着于骨;扁肌肌腱薄而宽称腱膜。

步骤2.观察肌的起止、配布和作用。

在整尸标本上,用镊子提起肌观察它与骨的附着点,这是肌的起止点。一般以肌腱起止,中间为肌腹。肌的起止点有时候是可以互换的,肌要跨过关节通过牵拉骨而产生运动,肌在关节周围的配布与关节的运动轴有关,这时用手去牵拉关节周围的肌,演示一下肌对关节的运动,理解拮抗肌、协同肌的意义及肌在关节周围的配布规律。

步骤3.观察肌的辅助装置。

在整尸或腿部横断面上观察浅筋膜和深筋膜,浅筋膜为黄色脂肪组织;深筋膜是脂肪深方的白色膜性致密结缔组织。

步骤4.复习下列相关骨性标志:下颌角、枕外隆凸、颞骨乳突、椎骨棘突、第7颈椎棘突等。

步骤5.以模型为主,配合标本观察头肌。

(1)面肌:在面肌模型上找出枕额肌、眼轮匝肌、口轮匝肌、颊肌。然后在面肌标本(图3-1)上观察,可以看到面肌位于浅筋膜内的孔裂周围,呈环形或是辐射状,关闭或开大孔裂。指认并说出眼轮匝肌、口轮匝肌的位置和走行特点,并能做出这些肌肉活动方式的动作。指认并说出枕额肌的肌腹(额肌、枕肌)和腱膜部分,观察时只要求了解其部位。

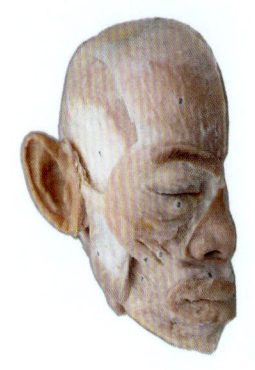 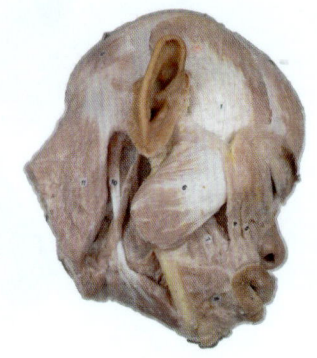

A.前面观　　　　　　　　　　B.侧面观

图3-1　面肌标本

（2）咀嚼肌：咀嚼肌有4对，在面浅群肌标本（图3-2）的侧面，可以观察到表浅的咬肌和颞肌，咬肌位于下颌角外侧，呈长方形，颞肌在颞窝内，呈扇形，分别止于下颌角外侧和下颌头，收缩时上提下颌骨，使口闭合。在面深群肌标本（图3-3）上，可以观察到翼内肌和翼外肌，翼内肌收缩时上提下颌骨，并使其向前移动；翼外肌双侧同时收缩时可做张口动作，一侧收缩时可使下颌骨向对侧移动。

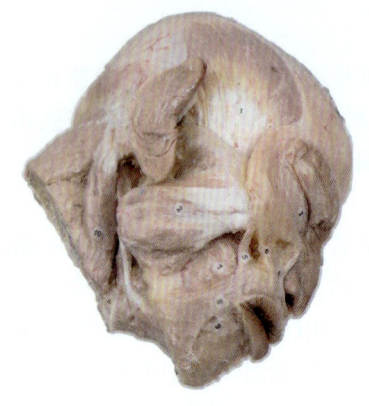

图3-2　面浅群肌标本

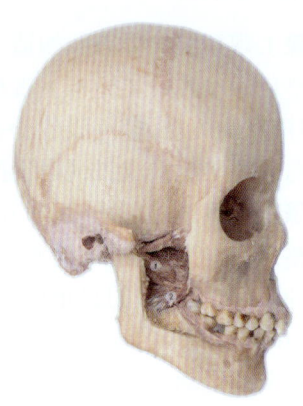

图3-3　面深群肌标本

步骤6. 观察颈肌。

（1）在颈前肌和颈外侧肌标本（图3-4）上，观察薄而宽的颈阔肌和粗大的胸锁乳突肌。重点学习胸锁乳突肌，先找到它的起点，斜向后上方，用手牵拉此肌，观察颈部和面部的转动方向：颈部屈向同侧，脸转向对侧并上仰。

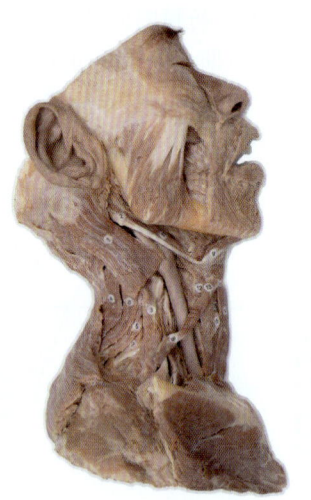

图3-4　颈前肌和颈外侧肌标本

(2)在颈前肌和颈外侧肌标本上,观察舌骨上、下肌群。

(3)在颈深层肌标本(图3-5)上,重点观察外侧群肌,分别找到前、中、后斜角肌的起止点,三者起点相近,止点不同。用镊子在前、中斜角肌之间分开,发现有一明显的缝隙即斜角肌间隙,内有臂丛神经和锁骨下动脉通过。

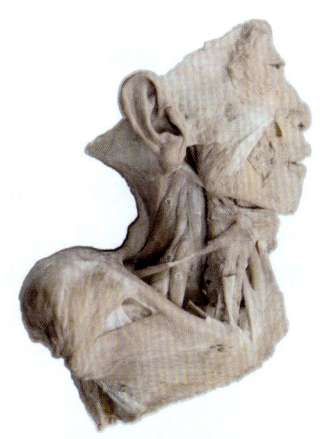

图3-5 颈深层肌标本

步骤7. 在活体上触摸胸锁乳突肌、咬肌、颞肌。

步骤8. 结合实验情境,讨论并分析给出的思考题。

六、注意事项

1.尊重大体解剖标本,实验过程中要注意对尸体标本的维护。实验时勿将肌纤维撕扯损坏。观察肌的起止点时,可将骨放在一边作为对照,避免因观察肌的起止点而将标本撕脱。尸体标本观察完后应立即用湿布盖好。

2.头颈肌上的各结构特点需自备镊子指认。每个学生都要亲自动手对尸体标本进行认真观察,反对怕脏不动手,只看书本的学习方法。

3.为了理解肌的作用,同学们在实验中应注意观察肌的起止点,附着在骨的何处,该肌跨过关节的哪一面,对关节的运动起何重要作用以及肌纤维方向等。

七、实验作业

1.以小组形式,结合标本指认头颈肌的组成和名称。

2.小组间互相提问,在标本上指出:颅顶肌、眼轮匝肌、口轮匝肌、颊肌、咬肌、颞肌、胸锁乳突肌等结构。依据对方回答的准确性和完整性进行互评并打分。

3.每个小组结合所学头颈肌的外形和结构,用超轻彩色黏土制作出等比例大小的右侧咬肌、颞肌、胸锁乳突肌,要求外观精美,结构清晰准确。指导老师根据各组作品的完整性、准确性及美观性进行打分。

八、思考题

描述斜角肌间隙的位置、结构及临床意义。

学以致用,培养良好习惯

抬头挺胸

随着现代化生活节奏的加快,"低头族""手机党"越来越多。智能生活虽然方便了我们,但也带来了一些问题,其中颈肩痛就尤为常见,而且其发病年龄已经呈现低龄化的趋势。长远来看,这种趋势对我国的经济发展和人民生活水平的提高是不利的。

通过对头颈肌的学习,了解疼痛的部位和原因,反思自己在日常生活中的疼痛问题,哪些是由姿势不良引起的,哪些是由肌肉力量不足造成的。积极改变不良生活方式,培养多种兴趣爱好,并向身边的人宣讲健康知识,实现健康中国。

(宋亚琼　李承钰)

任务二　躯干肌

一、实验目的

1.掌握胸大肌的位置、起止点及作用;膈的形态、位置、孔裂和作用。

2.熟悉斜方肌、背阔肌的位置、起止点及作用;腹肌前外侧群的名称、层次及纤维方向;竖脊肌的位置和作用;胸腰筋膜的位置和组成。

3.了解肋间肌的位置和作用;腹直肌鞘的位置和组成;腹股沟管的位置、组成及其通过的内容物等。

4.能在活体上触摸躯干肌的肌性标志。

5.观察肌肉的位置和外形,了解生活中所说的八块腹肌,在日常生活中要加强体育锻炼,既有健康的体魄,又有良好的身材。

二、实验材料

1.整尸一具(背肌浅层示斜方肌、背阔肌;深层示肩胛提肌、菱形肌和竖脊肌,完整胸腰筋膜。胸肌浅层示胸大肌、前锯肌;深层示胸小肌、肋间内外肌;膈的位置。腹肌浅层示腹外斜肌;深层示腹直肌、腹直肌鞘、腹内斜肌、腹横肌和腹股沟管)。

2.游离膈肌标本(示三个孔裂)。

3.腹前壁和腹后壁横断面标本(示腹直肌鞘、腹白线)。

4.人体全身肌肉模型。

5.膈肌模型。

6.超轻彩色黏土。

三、实验内容

躯干肌按位置可分为背肌、胸肌、膈、腹肌和会阴肌。

(一)背肌

1.背浅层肌

(1)斜方肌:位于项部和背上部的浅层,为三角形的扁肌,左右两侧肌肉融合在一起呈斜方形,故命名斜方肌。该肌起点广,以腱膜起自上项线、枕外隆凸、项韧带、第7颈椎棘突、全部胸椎棘突及其棘上韧带,止于锁骨外侧1/3、肩峰和肩胛冈。

作用:此肌的上部肌束收缩可上提肩胛骨,下部肌束收缩使肩胛骨下降;两侧共同收缩,可使肩胛骨向脊柱靠拢;当肩胛骨固定时,两侧同时收缩可使头后仰。

(2)背阔肌:位于背的下半部及胸的后外侧,为全身最大的扁肌。以腱膜起自下6个胸椎棘突、全部腰椎棘突、骶正中嵴及髂嵴后部,以扁腱止于肱骨小结节嵴。

作用:收缩时,使肩关节后伸、内收及旋内,如背手姿势;当上肢固定时,可引体向上。

(3)肩胛提肌:位于项部两侧、斜方肌深面。起自上4个颈椎横突,止于肩胛骨上角。

作用:收缩时上提肩胛骨。

(4)菱形肌:位于斜方肌中部深面,为菱形的扁肌。起自下部颈椎(第6、7颈椎)和上部胸椎(第1～4胸椎)棘突,肌束行向外下,止于肩胛骨内侧缘。

作用:收缩时牵引肩胛骨向内上并向脊柱靠拢。

2.背深层肌 背深肌在脊柱两侧排列,分为长肌和短肌。长肌位置较浅,主要有竖脊肌等;短肌位于深部,棘突之间较多。

竖脊肌:位于脊柱棘突两侧、斜方肌和背阔肌深面,为背肌中最长、最大的肌。以总腱起自骶骨背面、髂嵴后部和腰椎棘突,肌束向外上主要分别止于肋骨、椎骨和颞骨乳突。

作用:一侧收缩使脊柱向同侧屈,两侧同时收缩使脊柱后伸和仰头。

3.胸腰筋膜 为背部深筋膜,在腰部,筋膜明显增厚,包裹在竖脊肌周围,形成该肌的鞘,可分为浅、深两层。在剧烈运动中,胸腰筋膜常可扭伤,为腰背肌劳损病因之一。

(二)胸肌

1.胸上肢肌

(1)胸大肌:位于胸廓的前上部,为扇形扁肌。起自锁骨内侧半、胸骨前面、第1～6肋软骨前面等,各部肌束聚合向外侧,以扁腱止于肱骨大结节嵴。

作用:收缩时可使肩关节内收、旋内、前屈;当上肢固定时可引体向上(如攀树)。

(2)胸小肌:位于胸大肌深面,呈三角形。起自第3～5肋骨,肌束向外上方,止于肩胛骨的喙突。

作用:收缩时拉肩胛骨向前下方;当肩胛骨固定时,可提肋助吸气。

(3)前锯肌:位于胸廓侧壁,为宽大的扁肌。以锯齿状起自上8～9个肋骨外面,肌束向后绕胸廓侧面,行向后上内,止于肩胛骨内侧缘和下角。

作用:收缩时,拉肩胛骨向前并紧贴胸廓,下部肌束使肩胛骨下角外旋,助臂上举。

2.胸固有肌 在全部肋间隙中,肌束较短,连接相邻两肋。

(1)肋间外肌:位于各肋间隙的浅层,共11对。起自上位肋骨的下缘,肌束斜向前下,止于上位肋骨的上缘。在肋软骨间隙处无肌束,移行为肋间外膜。

作用:收缩时上提肋骨以扩大胸腔,助吸气。

(2)肋间内肌:位于肋间外肌的深面,共11对。起自下位肋骨的上缘,肌束自后下斜向前上,止于下位肋骨的下缘。自肋角处向后移行为肋间内膜。

作用:收缩时下降肋骨以缩小胸腔,助呼气。

(三)膈

膈位于胸腹腔之间,构成胸腔的底和腹腔的顶,为向上膨隆呈穹隆形的扁薄阔肌。

周围是肌性部,起自胸廓下口的周缘和腰椎的前面,各部肌束向中央移行为中心腱。膈肌上有3个裂孔。

1.主动脉裂孔　平第12胸椎水平,位于膈与脊柱之间,有主动脉和胸导管通过。

2.食管裂孔　约平第10胸椎水平,位于主动脉裂孔左前上方,有食管和迷走神经通过。

3.腔静脉孔　约平第8胸椎水平,位于食管裂孔右前上方的中心腱内,有下腔静脉通过。

作用:膈肌为主要的呼吸肌,收缩时膈穹窿下降,助吸气;舒张时膈穹窿上升恢复原位,助呼气。若与腹肌同时收缩,则使腹内压增加,协助排便、呕吐、咳嗽、喷嚏及分娩等活动。

(四)腹肌

前外侧群:腹外斜肌、腹内斜肌、腹横肌、腹直肌。后群:腰方肌、腰大肌。

1.前外侧群

(1)腹外斜肌:位于腹前外侧壁的浅层,为宽阔扁肌。以锯齿状起自下8肋的外面,肌束斜向前下,大部分肌束向内在腹直肌的外侧缘处移行为腱膜,经腹直肌前面,参与构成腹直肌鞘的前层,最后终于腹前壁正中的白线。

腹外斜肌腱膜下缘卷曲增厚,连于髂前上棘与耻骨结节之间,形成腹股沟韧带。

腹外斜肌腱膜在耻骨结节外上方,分裂形成一个三角形的裂孔,称腹股沟管浅环(皮下环),内有精索或子宫圆韧带走行。

(2)腹内斜肌:位于腹外斜肌深面。起自胸腰筋膜、髂嵴和腹股沟韧带外侧半,大部分肌纤维从外下方斜向前上方,近腹直肌外侧缘移行为腱膜,分成前后两层包裹腹直肌,分别参与构成腹直肌鞘的前层和后层。

腹内斜肌下缘游离成弓形,下部的部分腱膜与腹横肌腱膜结合止于耻骨梳内侧,称腹股沟镰(或联合腱)。腹内斜肌最下部的一些细散肌纤维,包绕精索和睾丸,称提睾肌。

(3)腹横肌:位于腹内斜肌的深面,为腹壁最深层的扁肌。起自下6对肋软骨的内面、胸腰筋膜、髂嵴和腹股沟韧带外侧半,肌束横行向内,至腹直肌外侧缘移行为腱膜,行至腹直肌后面(上2/3)或前面(下1/3),参与构成腹直肌鞘的后层或前层。其下部肌束及其腱膜内侧部分分别参与构成提睾肌和腹股沟镰。

(4)腹直肌:位于腹前壁正中线两旁,居腹直肌鞘内,上宽下窄。起自耻骨联合和耻骨嵴,肌束向上止于胸骨剑突和5~7肋软骨的前面。在肌的表面可见3~4条横行的腱结构,称腱划。

作用:腹前外侧群肌肉收缩时,可维持和增加腹压,参与排便、呕吐、咳嗽及分娩等活动;降肋助呼气;使脊柱前屈、侧屈和旋转。

(5)腹直肌鞘:位于腹前壁,由腹外侧壁三个阔肌的腱膜构成,分前后两层包裹腹直肌。前层由腹外斜肌腱膜与腹内斜肌腱膜前层愈合而成,后层由腹内斜肌腱膜后层与腹横肌腱膜愈合而成。鞘的下1/3,约在脐以下4~5 cm处,三层阔肌腱膜全部移至前层,后层缺失,其下缘形成一凸向上的弧形分界线称弓状线,此线以下腹直肌后面与腹横筋膜相贴。

2.后群

(1)腰方肌:位于腹后壁,脊柱的两侧。起自髂嵴后份,向上止于第12肋和第1~4腰椎横突。

作用:下降第12肋并使脊柱侧屈。

(2)腰大肌:见下肢肌。

四、实验情境

患者张某,男,68岁。以"上腹部不适,食欲缺乏,反酸,胸骨后疼痛1月余"主诉入院。经详细询问病史,患者以往有劳力型心绞痛,长期服用硝酸甘油,病情尚且稳定,近1月来胸痛又发作,部位位于胸骨下段,且多发生在午睡时或晚间入睡后,服用硝酸甘油无效,起床站立后可缓解。以往有胆结石病史但从无发作,遂来我院就诊。胸腹部CT示:食管下段、脊柱前方、心影后方见一软组织密度影,其内见积气影,内有潴留食物,且见两个管腔影。

思考:

1.请做出初步诊断。

2.为确诊诊断,还应做哪些必要辅助检查?

3.造成这种疾病的常见原因是什么?

4.本疾病通常需要与哪些疾病进行鉴别诊断?为什么患者站立后症状缓解?

五、实验步骤

步骤1.复习下列相关骨性标志:椎骨棘突、肩峰、肩胛冈、胸骨角、髂前上棘、耻骨结节、耻骨联合、髂嵴等。

步骤2.仔细观察全尸标本和躯干肌的局部标本或模型,指认并说出躯干肌的组成和名称。

步骤3.背肌,先观察模型,用镊子准确指出背肌的位置和组成,后在整尸标本上具体学习这些肌肉的位置、起止和走向。

(1)观察斜方肌:引导学生用镊子在模型上划出斜方肌的轮廓,两侧合在一起呈斜方形,从而理解斜方肌名字的由来,同时注意斜方肌上、中、下部肌束的纤维方向的走行特点。

(2)观察背阔肌:观察时应将模型的臂外展,充分暴露背阔肌。寻找背阔肌肌束的方向和止点与肩关节垂直轴的位置关系,理解其作用;在尸体标本上,牵拉背阔肌观察肩关节的运动方向(后伸、内收和旋后)。在活体固定上肢后做引体向上运动,观察背阔肌的作用。

(3)观察肩胛提肌:先用镊子在模型上找到一侧的肩胛提肌。再在尸体标本上,将斜方肌掀开后,可观察到背上部外侧的细长肌,以作用命名的肌肉。

(4) 观察菱形肌:先用镊子在模型上找到一侧的菱形肌。再在尸体标本上,将斜方肌掀开后,看到在肩胛骨与脊柱之间,以形态命名的这块肌肉。

(5) 观察竖脊肌:在尸体标本上,用镊子自下向上划行,看到纵行于脊柱两侧的沟内,背部最长的肌,察看其自下向上止于椎骨、肋骨和枕骨处。观察它与棘突的位置关系,结合活体上观察竖脊肌形成的纵行隆起。

(6) 观察胸腰筋膜:在尸体标本上,用镊子分别指出竖脊肌和腰方肌后,找到胸腰筋膜的浅层和深层。

步骤 4. 胸肌,先观察模型,用镊子准确指出胸肌的位置和组成,后在整尸标本上具体学习这些肌肉的位置、起止和走向。

(1) 胸上肢肌:自胸廓止于上肢带骨或肱骨。

1) 观察胸大肌:在整尸标本上,胸大肌位于胸上部浅层,呈扇形向外侧止于肱骨处。察看它的起点,用手牵拉胸大肌起点,观察肩关节的运动(前屈、内收和旋内)。

2) 观察胸小肌:用镊子将胸大肌掀起,在它的深面,即是体积较小的胸小肌。

3) 观察前锯肌:位于胸部侧壁,按照起始部的形态而命名。以锯齿状形式起于肋骨,此时可拉起肩胛骨,观察前锯肌经肩胛骨前方止于肩胛骨内侧缘处。牵拉前锯肌,观察肩胛骨的运动(使肩胛骨向前紧贴胸廓)。

(2) 胸固有肌:在两肋之间浅深两层分部。

1) 观察肋间外肌:在整尸标本上和游离肋间隙标本上,观察浅层的肋间外肌,注意肋间隙前部没有肌纤维,被结缔组织形成的肋间外膜取代;胸前部纤维自外上斜向内下。重点理解其收缩时的作用(提肋助吸气)。

2) 观察肋间内肌:用镊子将肋间外肌掀开后,可看到肋间内肌。注意胸前壁肋间隙内为肌纤维,向后到达肋角后移行为肋间内膜。肋间内肌的肌纤维走行方向和肋间外肌相反,自外下斜向内上。重点理解其收缩时的作用(降肋助呼气)。

步骤 5. 膈肌,先观察模型,用镊子准确指出膈肌的腱膜和中心腱及三个裂孔的位置,后在整尸标本上找到膈肌(图 3-6),具体学习膈肌的位置、起止和走向。

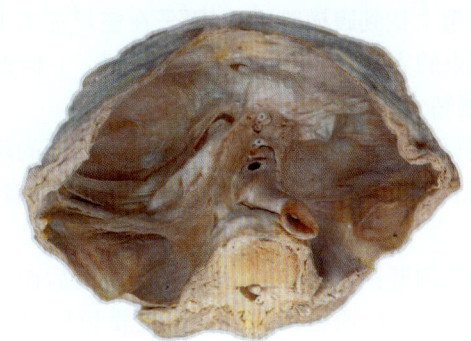

图 3-6 膈肌

在整尸标本上观察胸腔与腹腔间呈穹隆状的膈,注意查看孔裂的位置与高度(与椎体高度对比)。在游离膈肌标本上仔细辨认其肌部,重点观察三个孔裂。主动脉裂孔因与脊柱共同围成而不完整,其内有主动脉和胸导管通过;食管裂孔位于其他两孔之间,内有食管和迷走神经通过;腔静脉孔比较规则,位于中心腱内,内有下腔静脉通过。

步骤6.腹肌,先观察模型,用镊子准确指出腹肌的位置和组成,同时在整尸标本上具体学习这些腹肌(图3-7)的位置、起止和走向。

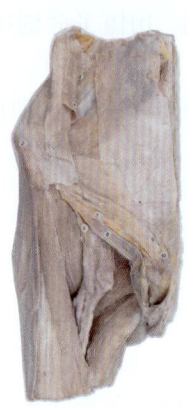

图3-7 腹肌

(1)前外侧肌群。

1)观察腹外斜肌:在模型上找到腹外斜肌后,用镊子在整尸标本上继续观察腹外斜肌肌束的方向,腹外斜肌居腹壁浅层外侧,前部肌纤维由外上斜向内下,在脐与髂前上棘连线以下移行为薄的腱膜。髂前上棘与耻骨结节之间的腹外斜肌腱膜返转增厚形成腹股沟韧带,在耻骨结节外上方,用镊子仔细分离腹股沟管浅环,这是腹外斜肌腱膜形成的三角形裂隙,其内男性有精索通过,女性有子宫圆韧带通过。

2)观察腹内斜肌:在模型上找到腹内斜肌后,用镊子在整尸标本上将腹外斜肌掀开,暴露出腹内斜肌,观察腹内斜肌肌束的方向,前部肌纤维由外下斜向内上,近腹直肌处延伸为薄的腱膜,仔细观察此处的腹直肌鞘。

3)观察腹横肌:在模型上找到腹横肌后,用镊子在整尸标本上将腹内斜肌掀开,暴露出腹横肌,观察腹横肌肌束的方向,前部肌纤维横行向内,于腹直肌外侧缘移行为腱膜;下部的肌纤维呈弓形跨越精索或子宫圆韧带。

4)观察腹直肌:在整尸标本上,用镊子左右翻开已经切开的腹直肌前面的腱膜,看到腹直肌为多腹肌,从上到下有3~4个腱划,上部较下部宽大,注意观察腱划与腱膜的结合程度。

5)观察腹直肌鞘:在腹前壁横断标本上,观察腹直肌前后面的腱性结构即腹直肌鞘。用镊子仔细分离并观察鞘的组成,前鞘由腹外斜肌腱膜和腹内斜肌腱膜的前层形成,后鞘由腹内斜肌腱膜的后层和腹横肌腱膜形成。然后在整尸标本上翻起腹前壁,注意观察后鞘在脐以下 4~5 cm 的缺损处形成弓状线,注意弓状线上、下层次结构的区别。

6)观察腹白线:在腹前壁横断标本上,腹直肌之间的白色腱性结构即白线,由两侧腹直肌鞘融合而成。在整尸标本上察看腹白线的宽度,上宽下窄中部有脐环。

7)观察腹股沟管:在整尸腹前壁下部标本上,按以下顺序观察。

首先观察腹外斜肌腱膜下缘形成的腹股沟韧带和韧带内侧端上方腱膜的一个裂孔,即腹股沟管浅环。

观察浅环穿出的结构:精索或者子宫圆韧带。

打开腹股沟管前壁,观察精索上方的腹内斜肌、腹横肌游离的弓形下缘。

将精索向下牵拉,观察其后方的腹横筋膜和精索内侧端后方的腹股沟镰。

(2)后群肌。

观察腰方肌:在整尸标本上翻起腹前壁,将肠等内容物翻向一侧,可看到腹后壁下部脊柱侧旁粗大的腰大肌,腰方肌位于腰大肌的后外侧,以部位和形状综合命名。

步骤 7.在活体上触摸胸大肌、斜方肌、腹直肌、背阔肌。

步骤 8.结合实验情境,讨论并分析给出的思考题。

六、注意事项

1.每个学生都要亲自动手对尸体标本进行认真观察,反对怕脏不动手,只看书本的学习方法。

2.为了理解肌的作用,同学们在实验中应注意观察肌的起止点,附着在骨的何处,该肌跨过关节的哪一面,对关节的运动起何重要作用以及肌纤维方向等。

3.要爱护标本,实验时勿将肌纤维撕扯损坏。观察肌的起止点时,可将骨放在一边作对照,避免因观察肌的起止点而将标本撕脱。尸体标本观察完后应立即用湿布盖好。

七、实验作业

1.以小组形式,结合标本指认躯干肌的组成和名称。

2.小组间互相提问,在标本上指出:胸大肌、斜方肌、背阔肌、腹直肌等结构。依据对方回答的准确性和完整性进行互评并打分。

3.每个小组结合所学躯干肌的外形和结构,用超轻彩色黏土制作出等比例大小的右侧胸大肌、斜方肌、腹直肌,要求外观精美,结构清晰准确。指导老师根据各组作品的完整性、准确性及美观性进行打分。

八、思考题

归纳与呼吸运动有关的肌。

> **生命不息，运动不止**
>
> ### 你有几块腹肌？
>
> 　　腹肌是人体腹部组成中的重要部分，包括腹直肌、腹外斜肌、腹内斜肌和腹横肌。当它们收缩时，可以使躯干弯曲及旋转，并可以防止骨盆前倾。腹部肌肉对于腰椎的活动和稳定性也有相当重要的作用，还可以控制骨盆与脊柱的活动。软弱无力的腹肌可能导致骨盆前倾和腰椎生理弯曲增加，并增加腰背痛的概率。所以在学习知识的同时，一定要养成规律的锻炼习惯，增强体质，才能在将来的工作岗位上一站到底。

（宋亚琼　李承钰）

任务三　上肢肌

一、实验目的

1.掌握三角肌、肱二头肌、肱三头肌的位置、起止点和作用。
2.熟悉旋前圆肌的位置、起止点和作用。
3.了解前臂肌的名称和位置排列关系；手肌的分群；腋窝及肘窝的位置和组成。
4.能在活体上触摸到重要肌性标志。
5.通过本次课手腕部解剖的学习，了解腱鞘炎的发病原理，科学养护，预防疾病。

二、实验材料

1.上肢浅层肌标本。
2.上肢深层肌(示喙肱肌、肱肌、旋前圆肌、旋前方肌)标本。
3.手部肌标本(包括骨间肌及蚓状肌)、手部模型。
4.上肢骨标本。
5.超轻彩色黏土。

三、实验内容

上肢肌按部位分为上肢带肌(肩肌)、臂肌、前臂肌和手肌。

(一)上肢带肌(肩肌)

1.三角肌　约呈三角形，覆盖在肩关节的外上方，起自锁骨外侧段、肩峰和肩胛冈，其肌纤维向外下聚合，止于肱骨的三角肌粗隆。

作用：收缩时中部肌束使肩关节外展，前部肌束使肩关节屈和旋内，后部肌束使肩关节伸和旋外。

2.冈上肌　起自冈上窝，肌纤维横行向外渐次聚合成稍圆的腱束，经过肩峰越过肩关节后，止于肱骨大结节上部。

作用：收缩时肩关节外展。

3.冈下肌　起自冈下窝，肌纤维向外渐次聚合，止于肱骨大结节中部。

作用：收缩时使肩关节旋外。

4.小圆肌　位于冈下肌的下方，起自肩胛骨外侧缘上2/3的背面，肌束行向外侧止于肱骨大结节下部。

作用：收缩时使肩关节旋外。

5.大圆肌　位于小圆肌下方，起自肩胛骨下角，肌束行向外上方，经臂的内侧，止于肱骨小结节嵴。

　　作用:收缩时使肩关节内收、旋内。

　　6.肩胛下肌　位于肩胛骨前面,呈三角形。起自肩胛下窝,肌束向外上方移行,经过肩关节囊前面,止于肱骨小结节。

　　作用:收缩时使肩关节内收、旋内。

(二)臂肌

1.前群(屈肌群)

(1)肱二头肌:位于上臂的前面浅层,呈梭形,有长短两个头,长头在外侧起自于肩胛骨的盂上结节,通过肩关节囊,沿肱骨结节间沟下降;短头在长头的内侧,起自于肩胛骨的喙突,两头在臂下部合并成肌腹,继续下行越过肘关节前方,止于桡骨粗隆。

　　作用:收缩时屈肘关节和肩关节,并使前臂旋后。

(2)喙肱肌:位于臂上1/2的前内侧,贴附于肱二头肌短头内侧。起自于肩胛骨的喙突,止于肱骨内侧面的深部。

　　作用:收缩时使肩关节前屈和内收。

(3)肱肌:位于肱二头肌的深面,起自于肱骨体下半部的前面,止于尺骨粗隆。

　　作 用:收缩时屈肘关节。

2.后群(伸肌群)　肱三头肌位于上臂后面,有长头、外侧头和内侧头。长头起自肩胛骨盂上结节,在大小圆肌之间下降;外侧头和内侧头分别起自于肱骨体后面桡神经沟的外上方和内下方。三头向下汇合成一个肌腱,止于尺骨鹰嘴。

　　作用:收缩时伸肘关节,长头还可使肩关节后伸和内收。

(三)前臂肌

前臂肌位于桡、尺骨周围,共19块,分前群(屈肌群)、后群(伸肌群)。

1.前群　位于前臂的前面,为屈肌群,共9块肌,分浅、深两层。

(1)浅层肌:有6块,从桡侧向尺侧依次为肱桡肌、旋前圆肌、桡侧腕屈肌、掌长肌、尺侧腕屈肌和位于稍深面的指浅屈肌。

1)肱桡肌:位于前臂桡侧浅面,起自肱骨外上髁的上方,经前臂桡侧,止于桡骨茎突。

　　作用:收缩时屈肘关节。

2)旋前圆肌:位于前臂上部,起自肱骨外上髁的屈肌总腱,由上内斜向下外,止于桡骨中部外侧面。

　　作用:收缩时前臂旋前;屈肘关节。

3)桡侧腕屈肌:由上向下外斜位于前臂的浅面,起自肱骨内上髁,止于第2掌骨底掌面。

　　作用:收缩时屈腕并使手外展;屈肘关节。

4)掌长肌:在上述肌肉的内侧,其肌腹短而肌腱长,起于肱骨内上髁,止于掌腱膜(为手掌的深筋膜,厚而结实)。

作用:收缩时屈腕关节和紧张掌腱膜。

5)尺侧腕屈肌:位于前臂尺侧,起于肱骨内上髁和鹰嘴,止于豌豆骨。

作用:收缩时屈腕并使腕关节内收;屈肘关节。

6)指浅屈肌:在前臂下部,起于肱骨内上髁的屈肌总腱和尺桡骨前面,肌束向下移行为4条腱,经腕管入手掌,分别进入内侧四指的屈肌腱鞘,止于第2~5指中节骨体的两侧。

作用:收缩时屈腕关节、屈尺侧四指的近侧指关节及掌指关节。

(2)深层肌:有3块,包括位于桡侧的拇长屈肌,位于尺侧的指深屈肌,以及位于深面的旋前方肌。

1)拇长屈肌:位于前臂桡侧,桡侧腕屈肌的深面,起自桡骨体前面和前臂骨间膜,向下移行为腱,经腕管入手掌,止于拇指远节指骨底掌面。

作用:收缩时屈拇指。

2)指深屈肌:在前臂尺侧浅群肌的深面,起自尺骨体前面及骨间膜,肌向下移行为4条腱,经腕管入手掌,穿指浅屈肌各相应腱两脚之间,分别止于内侧第2~5指的远节指骨底掌面。

作用:收缩时屈第2~5指远侧、近侧指骨间关节和掌指关节;屈腕关节。

3)旋前方肌:位于前臂,起自尺骨下1/4的前面,肌束横行,止于桡骨下端的前面。

作用:收缩时使前臂旋前。

2.后群　位于前臂的后面,为伸肌群,共10块肌,分浅、深两层。

(1)浅层肌:有5块,伸肌总腱共同起自肱骨外上髁和邻近的深筋膜。由桡侧向尺侧依次为:桡侧腕长伸肌、桡侧腕短伸肌、指伸肌、小指伸肌、尺侧腕伸肌。

1)桡侧腕长伸肌:位于前臂桡侧,其腱向下越过桡骨背面,止于第2掌骨底的背面。

作用:收缩时伸腕关节并使手外展。

2)桡侧腕短伸肌:位于桡侧腕长伸肌的深面,其腱下行止于第3掌骨底的背面。

作用:收缩时伸腕关节并使手外展。

3)指伸肌:位于前臂背面尺侧,肌束向下移行为4条长腱,经手背以指背腱膜分别止于第2~5指的中节和远节指骨底。

作用:收缩时伸第2~5指和伸腕关节。

4)小指伸肌:肌腹细长,附于指伸肌内侧,肌腱移行为指背腱膜,止于小指中节和远节指骨底。

作用:收缩时伸小指。

5)尺侧腕伸肌:位于前臂背面尺侧,肌腱下行止于第5掌骨底的背面。

作用:收缩时伸腕关节并使手内收。

(2)深层肌:有5块,从上外向下内依次为:旋后肌、拇长展肌、拇短伸肌、拇长伸肌、示指伸肌。

1)旋后肌:位置较深,起自肱骨外上髁和尺骨近侧端,肌束斜向下外并向前包绕桡骨,止于桡骨上 1/3 的前面。

作用:收缩时使前臂旋后。

以下四块肌都起自桡尺骨和骨间膜的背面,各肌的作用与其名称一致。

2)拇长展肌:止于第 1 掌骨底。作用:收缩时外展拇指。

3)拇短伸肌:止于拇指近节指骨底。作用:收缩时伸拇指。

4)拇长伸肌:止于拇指远节指骨底。作用:收缩时伸拇指。

5)示指伸肌:止于示指的指背腱膜。作用:收缩时伸示指。

(四)手肌

手的固有肌全部位于手的掌面,分为三群:外侧群、内侧群和中间群。

1.外侧群　有 4 块,分浅、深两层,各有两块,有拇短展肌、拇短屈肌、拇对掌肌和拇收肌;位于拇指侧,呈隆起状,称为鱼际。

作用:各肌的作用亦如其命名。

2.内侧群　有 3 块,有小指展肌、小指短屈肌及小指对掌肌;位于小指侧,呈隆起状,称为小鱼际。

作用:各肌的作用亦如其命名。

3.中间群　位于掌心,包括 4 块蚓状肌和 7 块骨间肌。

作用:蚓状肌收缩时屈掌指关节,伸指间关节。骨间掌侧肌收缩时第 2、4、5 指内收,骨间背侧肌使第 2~4 指外展。

(五)腋窝

腋窝位于上臂上部内侧和胸外侧壁之间的椎体形腔隙,分为顶、底及前、后、内侧、外侧四个壁。窝内有脂肪、淋巴结、淋巴管等。

1.前壁　为胸大肌、胸小肌。

2.后壁　为肩胛下肌、大圆肌、背阔肌和肩胛骨。

3.内侧壁　上部胸壁和前锯肌。

4.外侧壁　喙肱肌、肱二头肌短头和肱骨。

5.顶　为上口,是由锁骨、肩胛骨上缘和第 1 肋围成的三角形裂隙。

6.底　由腋筋膜、浅筋膜和皮肤构成。

(六)肘窝

肘窝位于肘关节前面,为三角形凹窝。外侧界为肱桡肌;内侧界为旋前圆肌;上界为肱骨内、外上髁之间的连线。窝内主要结构自外向内主要有肱二头肌肌腱、肱动脉及其分支、正中神经。

四、实验情境

患者袁某,女,44 岁。乳腺癌进行分期和治疗,接受了右侧腋窝外科手术以清扫淋巴结。术后回家几周,在牵张训练中,当她推墙时右侧肩胛骨异常突出。梳头时,右上肢难以举过头顶。经外科医生复诊,在诊断性手术操作中,一根神经意外受到损伤,从而导致了她的肩胛骨异常和上肢不能自然上举。

思考:

1.可能损伤的是哪根神经?

2.此损伤为何引起她的肩胛骨"翼状突起"和手臂难以上举?

3.如果此种肩胛骨异常发生在交通事故者,什么样的骨折可能导致该神经受损?可能出现哪些手臂运动异常?

五、实验步骤

步骤1. 复习并在相关上肢骨标本上找到下列骨性标志:肩胛冈、肩峰、锁骨肩峰端、肱骨内上髁、肱骨外上髁、尺骨鹰嘴、桡骨茎突、尺骨茎突。

步骤2. 上肢带肌(肩肌)(图3-8)。

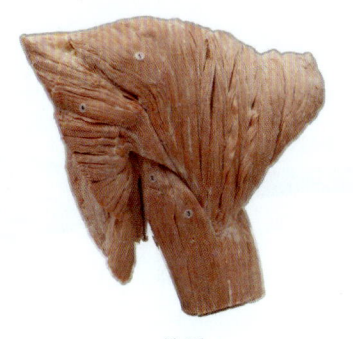
A.前群

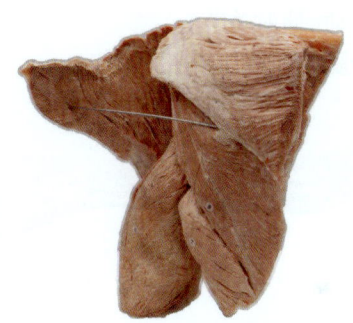
B.后群

图3-8 肩肌

(1)三角肌:在上肢浅层标本上,三角肌包绕肩关节形成圆隆的肩部,理解三角肌瘫痪后肩部的表现。观察三角肌的起止点,以三角肌为例通过牵拉的方法分析肌的作用,牵拉全部肌纤维使肩关节外展;牵拉前部肌纤维使肩关节前屈和旋内;牵拉后部肌纤维使肩关节后伸和旋外。

(2)冈上肌和冈下肌:在冈上、下窝内辨认。

(3)大圆肌和小圆肌:在肩胛骨后下方辨认。小圆肌的位置较高,细小,向外侧以肌腱经肩关节后方达肱骨;大圆肌位置低,粗大,向外止于肱骨。

(4)肩胛下肌:在肩胛骨前面的肩胛下窝内,其肌腱经肩关节前方达肱骨。

步骤3. 臂肌(图3-9)。

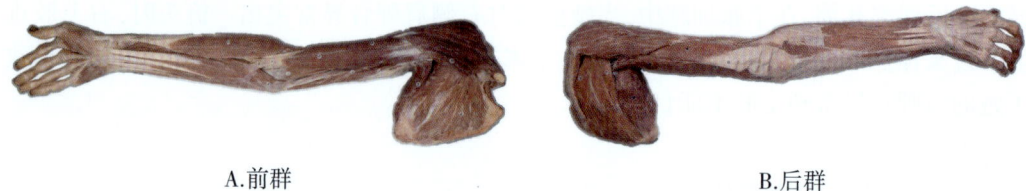

A.前群　　　　　　　　　　　　B.后群

图 3-9　臂肌

(1)观察肱二头肌:在上肢肌浅层标本上,臂前部的肱二头肌位置表浅,肌腹呈梭形,有长、短两头便于辨认,向下以肌腱止于桡骨;牵拉肱二头肌,观察肘关节的运动。在整尸标本上固定肘关节后牵拉肱二头肌,观察肩关节的运动,理解肌的起止点转换及意义。

(2)观察喙肱肌和肱肌:在上肢深层肌标本上,喙肱肌位于臂上部,以起止点命名;肱肌位于臂下部,自肱骨止于尺骨,牵拉此两肌观察其屈肩、屈肘运动。

(3)观察肱三头肌:在上肢浅层肌标本上,肱三头肌位于臂后部,有 3 个起端。以肌腱止于尺骨鹰嘴,其中长头以肌腱起于肩胛骨盂下结节。牵拉肱三头肌,观察其对肘关节的运动(伸肘关节)。

步骤 4.前臂肌(图 3-10)。

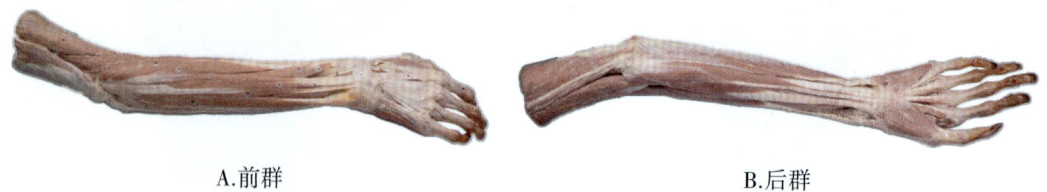

A.前群　　　　　　　　　　　　B.后群

图 3-10　前臂肌

(1)前群肌。

1)在上肢浅层肌标本上,前臂前群的浅层有 6 块,从桡侧向尺侧依次为肱桡肌、旋前圆肌、桡侧腕屈肌、掌长肌、尺侧腕屈肌。观察其肱骨内上髁处的起点,可根据走行和牵拉其止点加以辨认。

2)在上肢浅层标本上,将浅层的 5 块肌翻起,观察其深部的指浅屈肌、指深屈肌和拇长屈肌,可根据方位及肌腱止点的部位辨认,指浅屈肌止于中指节,指深屈肌止于远节指骨;也可以通过牵拉肌腱观察手指运动的方法加以区别。

3)在上肢深层肌标本上,观察旋前方肌,好似腕部所戴的一块手表,前群肌主要是屈腕、屈指及使前臂旋前,理解前群肌瘫痪后的表现。

(2)后群肌。

1)在上肢浅层肌标本上,后群的浅层也有 5 块肌,自桡侧向尺侧依次为桡侧腕长伸肌、桡侧腕短伸肌、指伸肌、小指伸肌和尺侧腕伸肌。以起于肱骨外上髁及方位来辨认,注意不要将肱桡肌与桡侧腕长伸肌相混淆,指伸肌和小指伸肌的肌腹常相贴,分辨不清时也可通过牵拉的方法观察其止点来辨认。

2)将浅层肌翻起,观察后群深方的旋后肌、拇长展肌、拇短伸肌、拇长伸肌、示指伸肌,可根据起止、肌腱所达到的部位、肌的排列顺序来辨别,其中旋后肌的位置最高,其余4块肌在前臂桡侧自上而下排列。后群肌主要是伸腕、伸指及使前臂旋后。

步骤5. 手肌。手部肌肉数量多,体积小。一个肌群的位置和功能基本一致和相关。实验观察时,先观察群肌,再逐块肌肉观察。

步骤6. 腋窝。观察腋窝:上肢外展时,在活体上触摸臂与胸侧壁之间的锥形腔隙即腋窝。在整尸标本上辨认各壁及上口的围成,除前壁外,其余各壁均有骨的参与。

步骤7. 肘窝。观察肘窝:在肘关节伸直位浅层标本上,将肱骨内、外上髁间作一连线,其与肱桡肌、旋前圆肌间围成的尖向下的三角形即肘窝,被肱二头肌腱分为内、外侧两部,内侧部有较大的血管、神经通过。

步骤8. 在活体上找到上肢肌的肌性标志:三角肌、肱二头肌、肱三头肌、肱桡肌。

步骤9. 结合实验情境,讨论并分析给出的思考题。

六、注意事项

1.观察上肢肌的起止点时,应结合已学过的骨学知识,及时取骨标本进行对照。

2.前臂肌较多,不易辨认。特别是肌腹较小,而且与相邻的肌肉之间难以分开,最好的解决办法是首先在其远侧确认其肌腱及其附着点,然后向近侧分离和辨认其肌腹。在此也可以通过牵拉单条肌腱来体会和验证该肌的作用。

3.骨骼肌配布的基本规律是以肌群的形式进行的,一个肌群的位置和功能基本一致和相关。因此,在实验观察时,首先是对照教材和图谱仔细辨认各肌群的位置,然后再逐块肌肉观察,以加强理解和记忆。

七、实验作业

1.以小组形式,结合标本指认上肢肌的组成和名称。

2.小组间互相提问,在标本上指出:三角肌、肱二头肌、喙肱肌、肱肌、肱三头肌等结构。依据对方回答的准确性和完整性进行互评并打分。

3.每个小组结合所学上肢肌的外形和结构,用超轻彩色黏土制作出等比例大小的右侧三角肌、肱二头肌、肱三头肌,要求外观精美,结构清晰准确。指导老师根据各组作品的完整性、准确性及美观性进行打分。

八、思考题

参与屈肘关节的肌肉有哪些?

> **科学养护，预防疾病**
>
> ## 腱鞘炎
>
> 腱鞘是近关节处的半圆形结构，环形包绕肌腱组织，起到固定肌腱的作用。当关节活动时，肌腱与腱鞘之间会产生相互摩擦，如果两者摩擦过度就会引起炎症，导致腱鞘炎。
>
> 腱鞘炎指腱鞘发生的急性与慢性炎症反应，表现出局部疼痛、压痛、关节活动受限等症状。腱鞘炎好发于手部和腕部，多见于长期、过度使用手指和腕关节的人群。随着手机及电脑的普及，"鼠标手"日益增多，腱鞘炎也愈发常见，应及时就医。
>
> 通过本次解剖内容的学习，明白贵在平时坚持预防。注意学习时保持正确姿势，避免关节的过度劳损，定时休息。
>
> 1.合理使用电子产品，提拿物品不要过重；手指、手腕用力不要过大。
>
> 2.连续工作时间不宜过长，工作结束后要搓搓手指和手腕，再用热水泡手。
>
> 3.冬天洗衣服时最好用温水，防止手部受寒。
>
> 4.对于长期伏案人群来说，应采用正确的姿势，尽量让双手平衡，手腕能触及实物，不要悬空。
>
> 5.手腕关节做360°的旋转，或将手掌用力握拳再放松，来回多做几次或将手指反压或手掌反压几下，或是在酸痛的部位进行热敷，都可以有效缓解手部的酸痛。

（宋亚琼　李承钰）

任务四　下肢肌

一、实验目的

1.掌握髂腰肌、臀大肌、股四头肌、缝匠肌、长收肌、大收肌、股二头肌、半腱肌、半膜肌、小腿三头肌、胫骨前肌、胫骨后肌的位置、起止点和作用。
2.熟悉其他下肢肌的位置、起止点和作用,股三角的位置及构成。
3.了解足肌的分群、位置和作用。
4.能在活体上触摸重要肌性标志。
5.根据臀肌的临床应用,通过臀肌注射出现的神经损伤案例,培养严谨的医疗习惯、良好的医德医风。

二、实验材料

1.完整下肢肌(浅、深层)标本。
2.附有长肌腱的足部关节标本。
3.下肢骨标本。
4.超轻彩色黏土。

三、实验内容

下肢肌可分为髋肌、大腿肌、小腿肌和足肌四部分。

(一)髋肌

髋肌又称盆带肌,起自骨盆的内面和外面,越过髋关节止于股骨的近侧端。根据它们和髋关节的位置关系,分为前、后两群。

1.前群　有2块肌,髂腰肌和阔筋膜张肌。

(1)髂腰肌:包括腰大肌和髂肌。

1)腰大肌:约呈圆柱形,位于脊柱腰段的两侧,居腰方肌内侧部的前方,起于腰椎体的侧面和横突。

2)髂肌:呈扇形,占据整个髂窝并起于该窝,向下与腰大肌汇合后,经腹股沟韧带的深面,进入股部止于股骨小转子。

作用:两肌共同使髋关节屈并旋外;当下肢固定时,可使躯干和骨盆前屈。

(2)阔筋膜张肌:位于大腿的前外侧,肌腹扁平。起自髂前上棘,肌腹在两层阔筋膜之间向下,在大腿上中1/3段交界处移行于髂胫束,止于胫骨外侧髁。

作用:收缩时屈髋关节和紧张阔筋膜。

2.后群　此群肌肉主要位于臀部,故又称臀肌,有4块。

(1)臀大肌:位于臀部肌的浅层,宽而厚,起自髂骨翼外面和骶骨背面。肌束粗大斜向下外,止于髂胫束和股骨的臀肌粗隆。

作用:收缩时使髋关节伸和旋外。

(2)臀中肌:前上部位于皮下,后下部位于臀大肌的深面。

(3)臀小肌:位于臀中肌的深面。

臀中肌和臀小肌约成扇形,都起于髂骨外面,肌束向下集中形成短腱,止于股骨大转子的上外面。

作用:两者作用相同,收缩时使髋关节外展。

(4)梨状肌:起自骨盆内骶骨前面、骶前孔外侧,肌束向外出坐骨大孔到达臀部,止于股骨大转子。

作用:收缩时使髋关节外展和旋外。

(二)大腿肌

大腿肌分为前群、内侧群和后群。

1.前群　有2块,位于股前部。

(1)缝匠肌:位于大腿前面及内侧面浅层,起自髂前上棘,斜向下内方,止于胫骨上端内侧面。

作用:收缩时屈髋关节和膝关节,并使已屈的膝关节内旋。

(2)股四头肌:位于大腿前面,有四个头,分别是:

1)股直肌:起自髂前下棘。

2)股内侧肌:起自股骨粗线。

3)股外侧肌:起自股骨粗线。

4)股中间肌:起自股骨体前面。

四头向下构成股四头肌腱,包绕髌骨的前面和两侧,向下续为髌韧带,止于胫骨粗隆。

作用:收缩时屈髋关节和伸膝关节。

2.内侧群　有5块,位于大腿缝匠肌的内侧,分浅、深两层。由外侧向内侧排列依次为:

(1)浅层肌:耻骨肌、长收肌、股薄肌;

(2)深层肌:短收肌、大收肌。

这5块肌肉均起自耻骨支、坐骨支和坐骨结节等前面,肌群向外下方展开,除股薄肌止于胫骨上端内侧面外,其余4块肌都止于股骨粗线。

作用:收缩时使髋关节内收和旋外。

3.后群　有3块,均起自坐骨结节。

(1)股二头肌:位于股后部外侧,有长、短两个头,长头起自于坐骨结节,短头起自股骨粗线,两头汇合后向下以长腱止于腓骨头。

(2)半腱肌:位于股后部的内侧,以长腱止于胫骨上端内侧。

(3)半膜肌:位于半腱肌的深面,下端以腱止于胫骨内侧髁的后面。

作用:以上3块肌收缩时可伸髋关节和屈膝关节;屈膝时股二头肌可使膝关节旋外,而半腱肌和半膜肌使膝关节旋内。

(三)小腿肌

小腿肌分为前群、外侧群和后群。

1.前群　有3块肌,位于小腿前面。

(1)胫骨前肌:位于胫骨前缘的外侧,起自胫骨上端外侧,其腱向下行至足背内侧缘,止于内侧楔骨和第1跖骨底。

作用:收缩时伸踝关节(背屈)和使足内翻。

(2)趾长伸肌:与胫骨前肌并列,起自腓骨前面及骨间膜,向下至足背有5条腱,第1~4条腱止于第2~5趾背,第5条腱止于第5跖骨底。

作用:收缩时伸踝关节和伸2~5趾。

(3)踇长伸肌:位于胫骨前肌和趾长伸肌之间。起自胫、腓骨上端和骨间膜前面。其腱止于踇趾远节趾骨底。

作用:伸踝关节和伸踇趾。

2.外侧群　有2块肌,位于小腿外侧部,几乎掩盖腓骨全长。

(1)腓骨长肌:起自腓骨上端外侧面,其上部直接贴附腓骨,下部掩盖腓骨短肌,其长腱绕过外踝后方而入足底,斜穿足底止于内侧楔骨和第1跖骨底。

(2)腓骨短肌:起自腓骨外侧面下半,绕过外踝后,再沿跟骨外侧前行,止于第5跖骨底。

作用:屈踝关节(跖屈)和足外翻。

3.后群　分浅、深两层。

(1)浅层:是1块强大的三头肌,有腓肠肌和比目鱼肌组成。

1)腓肠肌:位于膝及小腿后面,位置较浅,有内、外侧两个头,分别起自于股骨内、外侧髁,向下汇合,约在小腿中部移行为腱,止于跟骨。

2)比目鱼肌:位置较深,在腓肠肌深面,起自腓骨后面的上部和胫骨比目鱼肌线,肌束向下移行为腱,与腓肠肌共同止于跟骨。

作用:收缩时屈踝关节和膝关节。

(2)深层:有3块肌,自胫侧向腓侧依次为趾长屈肌、胫骨后肌和踇长屈肌。

1)趾长屈肌:位于胫侧,起于胫骨体后面中部,其腱下行与胫骨后肌交叉,经内踝而至足底,分为4条腱,分别止于外侧4趾,第2~5趾的远节趾骨底。

作用:收缩时屈踝关节和屈第2~5趾。

2)踇长屈肌:位于腓侧,起自于腓骨后面下部,其腱下行经内踝而至足底,止于踇趾远节趾骨底。

作用：收缩时屈踝关节和屈𣘛趾。

3）胫骨后肌：位于趾长屈肌和𣘛长屈肌之间，直接贴附于骨间膜，起自骨间膜及其邻近的胫、腓骨，其腱下行经内踝至足底内侧，止于足舟骨粗隆等。

作用：屈踝关节和使足内翻。

四、实验情境

患者张某，男，55岁。下肢外伤后曾在一诊所由护士在臀部肌内注射抗生素进行治疗。1周后，患者感到左腿沉重，有种麻木感及刺痛感向下放射到左小腿的前面、外侧面及足背部、足趾，行走时左足常踢到地。检查发现，左小腿前外侧面及足背部、足趾皮肤感觉缺失，足跖屈和内翻，出现明显足下垂，左踝关节背屈及足外翻的肌肉较正常弱，足趾不能伸直。

思考：

1. 请做出初步诊断。
2. 这种损伤通常是由什么引起的？
3. 臀部肌肉注射的正确部位在哪里？为什么选择此处？

五、实验步骤

步骤1. 复习并在下肢骨标本上找到下列骨性标志：坐骨结节、股骨大转子、臀肌粗隆、股骨内侧髁、股骨外侧髁、髌骨、胫骨粗隆、腓骨头、内踝、外踝。

步骤2. 髋肌（图3-11）。

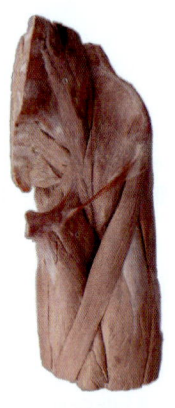 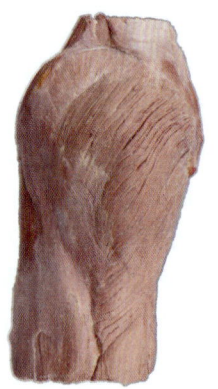

A. 前群　　　　　　　　　　B. 后群

图 3-11　髋肌

（1）髂腰肌：在整尸上观察，由腰大肌和髂肌组成，在腹股沟韧带上方牵拉此肌，观察髋关节的运动（前屈、旋外）。

(2)阔筋膜张肌:在大腿前外侧观察,上部肌腹较小,肌腱向下止于胫骨外侧髁。

(3)臀大、中、小肌:在下肢肌标本上,臀大肌位置表浅,形成圆隆的臀部;臀中肌位于臀大肌深面,翻开臀中肌可见臀小肌。分别牵拉臀大、中、小肌,观察其对髋关节的运动(臀大肌使髋关节后伸、旋外,臀中、小肌外展髋关节)。

(4)梨状肌:位于臀大肌深面,梨状肌从坐骨大孔穿出止于股骨大转子,将坐骨大孔分为梨状肌上、下孔。

步骤 3.大腿肌(图3-12)。

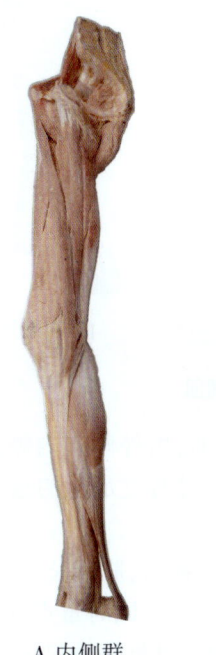 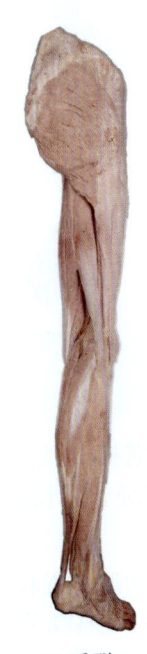

A.内侧群　　　　　　B.后群

图3-12　大腿肌

(1)股四头肌:在下肢肌标本上,股四头肌位于股前部,粗大,较表浅,分别找到4个头。牵拉股四头肌,观察膝关节的运动(股四头肌为膝关节强有力的伸肌)。

(2)缝匠肌:似条带由外上斜向内下斜跨于大腿前面。牵拉观察其屈髋、屈膝运动。

(3)股二头肌:位于股后部外侧,分别找到2个头。牵拉此肌可伸髋、屈膝,并使小腿旋外。

(4)半腱肌和半膜肌:位于股后部内侧,观察可见半腱肌下部为肌腱,细长;半膜肌上部为较宽的腱膜,据此可鉴别半腱肌和半膜肌。

(5)内侧肌群:分浅、深两层,用手自外向内依次找到较小的耻骨肌、长收肌和细长的股薄肌。将长收肌翻起来,其深面可以看到大收肌和短收肌,其中大收肌的肌腱连于股内侧肌,据此可辨认大收肌与短收肌。牵拉内侧群各肌,均可内收髋关节。

步骤 4. 小腿肌（图 3-13）。

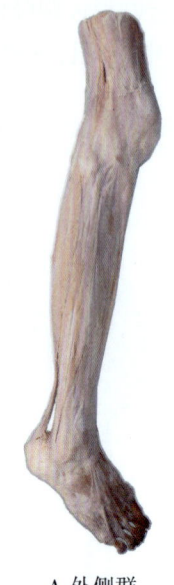 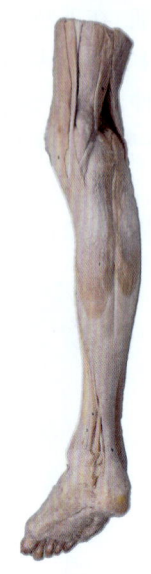

A.外侧群　　　　　　　　　　B.后群

图 3-13　小腿肌

（1）前群：在下肢肌标本上，观察小腿前内侧面，由外侧向内侧依次是胫骨前肌和趾长伸肌，两者之间的深处为𧿹长伸肌，也可牵拉肌腱通过足趾的运动来辨认趾长伸肌与𧿹长伸肌。

（2）外侧群：腓骨短肌位置较深，被腓骨长肌所掩盖，腓骨长、短肌均经外踝后方至足底。牵拉腓骨长、短肌，观察踝关节运动（跖屈踝关节），同时重点观察足外翻情况。

（3）后群：分浅、深两层，观察浅层的腓肠肌和比目鱼肌的起止、形态。牵拉跟腱观察其作用。深层有 3 块肌，自外侧向内侧为𧿹长屈肌、趾长屈肌，两者之间为胫骨后肌。观察起止、形态。

步骤 5. 足肌。主要位于足底，和手肌一样也分为三群，实验时，先观察肌群，再逐块肌肉观察。

步骤 6. 股三角。在大腿前面的上部，用手依次找到外侧的缝匠肌、内侧的长收肌、上界的腹股沟韧带，其三边围成股三角，内有神经、血管和淋巴结等。

步骤 7. 在活体上找到下肢肌的肌性标志：股四头肌、臀大肌、股二头肌、小腿三头肌。

步骤 8. 结合实验情境，讨论并分析给出的思考题。

六、注意事项

1.观察下肢肌的起止点时，应结合已学过的骨学知识，及时取骨标本进行对照。

2.相对于上肢肌来说，下肢肌较为发达，而且在配布上也没有上肢肌复杂，此特点与下肢肌本身的机能需要有关。

3.在实验时，着重观察髋、膝和踝关节周围的肌肉。认真验证和记忆上述三个关节的各种运动时是哪些肌肉在起作用，例如，哪些肌肉参与屈髋关节或内收髋关节。

七、实验作业

1.以小组形式，结合标本指认下肢肌的组成和名称。

2.小组间互相提问，在标本上指出：股四头肌、缝匠肌、长收肌、大收肌、股二头肌、半腱肌、半膜肌、小腿三头肌、胫骨前肌、胫骨后肌等结构。依据对方回答的准确性和完整性进行互评并打分。

3.每个小组结合所学下肢肌的外形和结构，用超轻彩色黏土制作出等比例大小的右侧股四头肌、缝匠肌、小腿三头肌，要求外观精美，结构清晰准确。指导老师根据各组作品的完整性、准确性及美观性进行打分。

八、思考题

臀部外上1/4注射时，观察是将药物注入到了臀大肌还是臀中肌。结合肌内注射，寻找人体适合肌内注射的其他部位，并说明其理由。

学习严谨，操作正确

臀肌注射

　　肌内注射通常选用臀部，因为此处肌肉较厚，远离大神经大血管，生活中常称为"在屁股上打针"，其实还可以打在上臂的三角肌。臀肌注射定位方法主要有两种：①十字法：从臀裂顶点向左或右划一水平线，然后从髂嵴最高点上作一垂直平分线，在外上方四分之一处为注射部位（避开内角）；②连线法：髂前上棘与尾骨连线的外1/3处为注射部位。

　　臀肌注射进针部位必须精准，避免因操作失误引起臀部相应血管和神经的损伤，导致临床事故的发生，从而给病人增加痛苦。所以基础知识的学习要扎实，严格执行操作规范和治疗流程，养成严谨的学习和工作态度。

（宋亚琼　李承钰）

模块二 内脏学

三輪車

项目四 消化系统

任务一 消化管

一、实验目的

1.掌握牙的形态、构造和牙式；舌的形态、构造；咽峡的构成；咽的位置、分部及各部的结构和腭；扁桃体的位置；食管分部及狭窄部位；胃的位置和形态；大肠特征；阑尾根部体表投影以及齿状线的概念等。

2.熟悉舌乳头分类；胃的分部；十二指肠的分部；大肠的分部。

3.了解人中、鼻唇沟的位置；牙组织、牙周组织；舌肌；腹部分区。

4.培养良好的行为习惯、生活习惯以及规律的饮食习惯，增强身体素质，让同学们认识到健康的重要性。

二、实验材料

1.消化系统概观标本(显示腹腔和腹腔器官及位置、毗邻关系)。

2.口腔和咽峡标本及模型。

3.整体恒牙标本。

4.乳牙名称及排列挂图。

5.恒牙名称及排列挂图。

6.舌下面模型。

7.头颈部正中矢状切标本。

8.食管及胃标本。

9.胃标本及形态、分部挂图。

10.胆管、十二指肠和胰挂图。

11.空肠、回肠剖面标本及模型。

12.大肠标本。

13.盲肠和阑尾标本及模型。

14.直肠和肛管标本及模型。
15.超轻彩色黏土。

三、实验内容

(一)腹部分区

1.四分法　临床上通常过脐作一水平线和垂直线,将腹部分为左上腹、右上腹、左下腹、右下腹四个区。

2.九区法　两横线分别是左右肋弓最低点连线和两髂结节间的连线。两条纵线分别是通过两侧腹股沟韧带中点的垂线。9个区分别是上腹部的左、右季肋区和腹上区,中部的左、右腰区和脐区,下腹部的左、右髂区、耻区。

(二)口腔

口腔分为口腔前庭和固有口腔两部分。

1.口唇　上唇外面正中有一纵行浅沟,称人中,为人类所特有,昏迷患者急救时,可在此处进行指压或针刺。上唇两侧与颊交界处的弧形浅沟称鼻唇沟。

2.颊　位于口腔两侧,由皮肤、颊肌及黏膜组成。在上颌第2磨牙牙冠相对的颊黏膜有腮腺导管的开口。

3.腭　构成口腔的顶,分隔鼻腔和口腔。腭的前2/3为硬腭,后1/3称软腭,其后份斜向后下,称腭帆。软腭后缘游离,中央有一向下突起,称腭垂或悬雍垂。腭垂两侧各有两条黏膜皱襞,前方的一对向下续于舌根,称腭舌弓,后方一对向下延至咽侧壁,称腭咽弓。两弓之间的凹陷称扁桃体窝,容纳腭扁桃体。由腭垂、腭帆游离缘、左右腭舌弓和舌根共同围成咽峡,是口腔与咽的分界。

4.牙　由牙本质、釉质、牙骨质和牙髓组成;外形分冠、颈、根三部;可分为切牙、尖牙、前磨牙和磨牙四类;人的一生,第一套牙为乳牙,用Ⅰ~Ⅴ表示;第二套为恒牙,用1~8表示。牙式以"十"字记号划分4个区表示左右侧、上下颌的牙位;牙周膜、牙槽骨和牙龈称牙周组织。

5.舌　分舌尖、舌体和舌根。舌下面连于口腔底的黏膜皱襞称舌系带,其根部两侧各有一个圆形隆起,称舌下阜,是下颌下腺导管和舌下腺大管的共同开口。舌下阜后外侧延续成带状黏膜皱襞,称舌下襞,其深面有舌下腺,舌下腺小管开口于舌下襞。在舌体和舌尖的黏膜上有许多大小不等的舌乳头,舌黏膜上有丝状乳头、菌状乳头、轮廓乳头和叶状乳头,其中仅有丝状乳头无味蕾,只有一般感觉。舌肌为骨骼肌,分为舌内肌和舌外肌。舌外肌中临床最重要的是颏舌肌,该肌左右各一,两侧同时收缩时,舌前伸,一侧收缩时,舌尖偏向对侧。如一侧颏舌肌瘫痪,伸舌时舌尖歪向瘫痪侧。

(三)咽

1.位置与形态　咽是消化道和呼吸道的共同通道,为上宽下窄、前后略扁的漏斗形肌性管道。位于颈椎前方,上起颅底,向下于第 6 颈椎体下缘平面与食管相续,长约 12 cm。

2.咽的分部　咽可分为鼻咽、口咽和喉咽 3 部分。

(1)鼻咽:位于鼻腔后方,软腭平面以上,向前经鼻后孔通鼻腔。在鼻咽两侧壁,相当于上鼻甲后方约 1.5 cm 处,有咽鼓管咽口,与中耳相通,故咽部感染时,易引起中耳炎。咽鼓管咽口周边的半环形隆起称咽鼓管圆枕,其后方的凹陷称咽隐窝,为鼻咽癌的好发部位。咽后上壁有咽扁桃体,在幼年期较丰富。

(2)口咽:位于口腔后方,软腭与会厌上缘平面之间,向前经咽峡通口腔。外侧壁上,腭舌弓与腭咽弓之间容纳有腭扁桃体。

(3)喉咽:居咽的下份,位于会厌上缘平面以下,至第 6 颈椎体下缘与食管相移行,向前经喉口与喉腔相通。在喉口两侧各有一个深窝,称梨状隐窝,是异物易于滞留的部位。

(四)食管

1.位置与形态　食管为前后扁窄的肌性管道,上端于第 6 颈椎下缘处与咽相续,下行穿膈的食管裂孔,在第 11 胸椎左侧与胃的贲门连接,全长约 25 cm。颈部较短,长约 5 cm,胸部较长,为 18～20 cm,腹部最短,仅 1～2 cm。

2.狭窄部　食管有 3 处生理性狭窄,第 1 狭窄在食管起始处,距中切牙约 15 cm。第 2 狭窄在食管与左主支气管交叉处,距中切牙约 25 cm。第 3 狭窄在食管穿膈处,距中切牙约 40 cm。

(五)胃

胃是消化管中最膨大的部分,上接食管,下续小肠。

1.形态　胃有前、后两壁,入、出两口和大、小两弯。

2.分部　胃可分为 4 部:贲门部、胃底、胃体和幽门部。

3.位置　胃在中等充盈时,大部分位于左季肋区,小部分位于腹上区。贲门位于第 11 胸椎体左侧,幽门位于第 1 腰椎体右侧。

4.毗邻　胃前壁的右侧与肝左叶相邻,左侧与膈相邻,被肋弓遮掩,在剑突下直接与腹前壁相贴,是胃的触诊部位。胃后壁与左肾、左肾上腺和胰相邻,胃底与膈和脾相邻。

5.胃壁的构造　胃黏膜柔软,空虚时形成许多黏膜皱襞。在胃小弯处,黏膜皱襞成纵形,在幽门处黏膜成环形,称幽门瓣。

(六)小肠

消化管中最长的一段,成人长 5～7 m。食物消化、吸收的重要场所,分为十二指肠、空肠和回肠三部分。

1.十二指肠　是小肠的起始段,长约 25 cm,呈"C"形弯曲并包绕胰头,分为 4 部。

(1)上部:上部近侧与幽门相连接的一段肠管,由于管壁较薄,内面光滑无环状襞,称十二指肠球,是十二指肠溃疡的好发部位。

(2)降部:其后内侧壁上有一纵行黏膜皱襞,称十二指肠纵襞,其下端有一圆形隆起,称十二指肠大乳头,是胆总管和胰管的共同开口。

(3)水平部:在第3腰椎平面横向左,跨过下腔静脉,至腹主动脉前方与升部相续,肠系膜上动、静脉紧贴此部前面下行。

(4)升部:自第3腰椎左侧上升,至第2腰椎体左侧急转向前下方,形成十二指肠空肠曲,移行为空肠,此曲被十二指肠悬肌固定于右膈脚上。十二指肠悬肌是手术中确认空肠起始部的标志。

2.空肠和回肠　上端接十二指肠,下端连盲肠,在腹腔的中、下部迂曲盘旋形成肠袢。空、回肠之间无明显界线,空肠占全长近侧2/5,位于腹腔左上部,管径大、管壁厚、血液供应丰富、颜色红润、黏膜皱襞高而密集,黏膜内有孤立淋巴滤泡;回肠占全长的3/5,位于腹腔的右下部,管径小、管壁薄、颜色灰暗、黏膜皱襞低平而稀疏,黏膜内除有孤立淋巴滤泡外还有集合淋巴滤泡。

(七)大肠

大肠全长约1.5 m,是吸收水分分泌黏液、形成粪便的部位,分为盲肠、阑尾、结肠、直肠和肛管5部分。盲肠和结肠有3个特征性结构,即结肠带、结肠袋和肠脂垂。

1.盲肠　位于右髂窝,盲囊状,腹膜内位器官,游离于腹后壁。回肠末端开口于盲肠处有上、下两片唇样黏膜皱襞,称回盲瓣,可控制小肠内容物过快进入盲肠,同时又可防止大肠内容物逆流到回肠。

2.阑尾　蚯蚓状,连于盲肠的后内侧壁。手术时可沿结肠带向下寻找阑尾。阑尾根部的体表投影在脐与右髂前上棘连线的中外1/3交点处,称麦氏点。

3.结肠　围绕在空、回肠周围,分为升结肠、横结肠、降结肠和乙状结肠4部分。

4.直肠　位于小骨盆腔后部,沿骶骨、尾骨前方下行,穿过盆膈移行为肛管。在矢状面上有骶曲、会阴曲2个弯曲。直肠下段肠腔膨大,称直肠壶腹,内面常有3个半月形皱襞,称直肠横襞,中间的直肠横襞距肛门约7 cm,可作为直肠镜检的定位标志。

5.肛管　肛管内面有6~10条纵行的黏膜皱襞,称肛柱。肛柱下端之间半月状的黏膜皱襞为肛瓣。肛瓣与肛柱下端围成的小隐窝为肛窦。肛柱下端和肛瓣共同连成锯齿状的环行线,称齿状线。齿状线下方略微凸起的环形带为肛梳,肛梳下缘为浅蓝色的环形线即白线。

四、实验情境

患者张某,男,43岁。因"反复黑便十余年,再发伴呕血1天"入院。患者十余年来常常无明显诱因,感上腹部饥饿性疼痛,未予注意,一天前因劳累,突然感头晕、乏力、出冷汗,并出现黑便,不成形,多次量约1000 g,并伴有呕吐、心慌、无晕厥,呕出咖啡色液体约

400 mL。急诊入院,查体 P:102 次/分,BP:90/70 mmHg,Hb:118 g/L。

思考:患者是否有消化道出血?所有黑便都是消化道出血吗?没有黑便或呕血就一定没有消化道出血吗?

五、实验步骤

学生分组进行观察讨论,指导老师巡回指导。

步骤 1.观察腹部分区,参照实验室挂图及人体解剖学图谱,结合自身分别说出自己的腹部 9 个区。

步骤 2.观察消化系统概观标本(图 4-1),指出口腔、咽、食管、胃、小肠、大肠的位置。

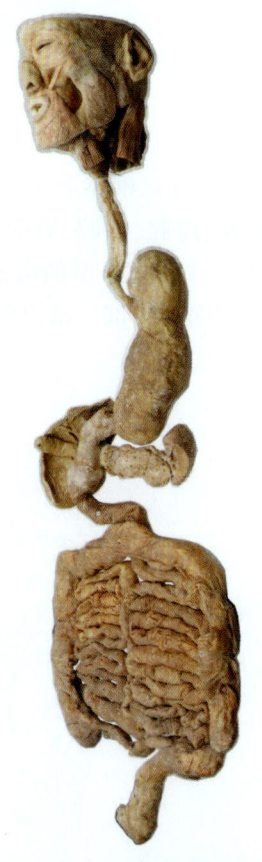

图 4-1 消化系统概观标本

步骤 3.口腔以活体观察为主,辅以标本及挂图进行学习。观察口腔和咽峡标本(图 4-2),找出咽峡的构成。观察牙的构造模式挂图,观察乳牙的名称及排列挂图,观察恒牙标本(图 4-3),掌握恒牙的名称及排列。结合自身活体找出人中、鼻唇沟、中切牙、侧切牙、尖牙等。观察牙的排列及命名。

步骤4.观察口腔和咽峡标本,指出舌根、舌体、舌尖,观察舌下面的挂图,指出舌系带、舌下阜及舌下襞。

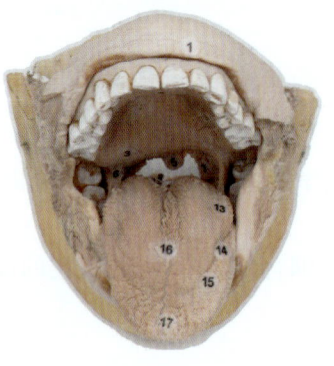

图4-2 口腔和咽峡标本

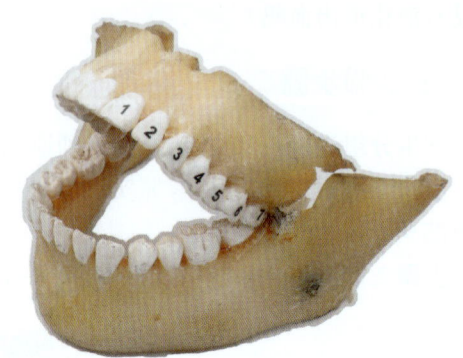

图4-3 整套恒牙标本

步骤5.观察头颈部正中矢状切标本(图4-4),先在头正中矢状断面标本上确定咽的位置和形态。咽上界为颅底,下界为第6颈椎体下缘,在标本上找到第6颈椎,确定咽的下界。咽的后方为颈椎,前方为鼻腔、口腔、喉腔,后壁、外侧壁完整,前壁自上而下因有鼻后孔、咽峡、喉口而不完整。咽是一个上宽下窄的扁漏斗状肌性管道,喉咽是咽腔最窄的部位。找到软腭和会厌上缘,确定咽的分部。指出咽鼓管咽口、咽鼓管圆枕、咽隐窝、腭扁桃体、梨状隐窝。

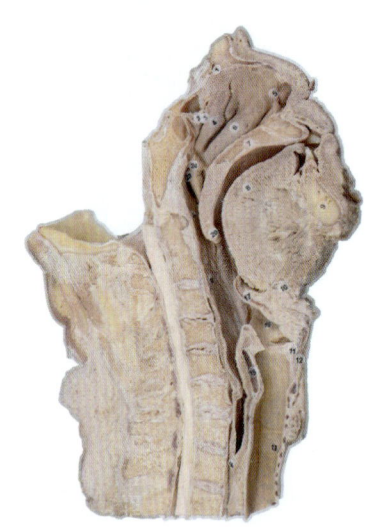

图4-4 头颈部正中矢状切标本(左)

步骤6.观察食管及胃标本(图4-5),指出食管的三个狭窄并说出狭窄距中切牙的距离。

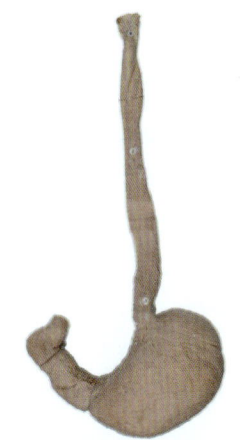

图 4-5　食管及胃标本

步骤 7.观察胃标本(图 4-6),描述胃的形态及分部,在大体标本上找到胃,明确胃的位置、形态、分部及毗邻关系。

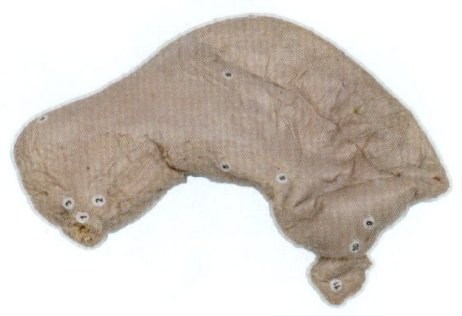

图 4-6　胃标本

步骤 8.观察十二指肠的位置、形态及分部挂图,在大体标本上找到十二指肠的位置、分部及十二指肠悬肌。

步骤 9.观察空肠、回肠剖面标本(图 4-7),在大体标本上比较空、回肠的区别。

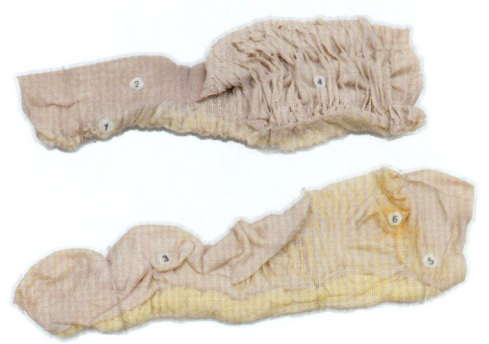

图 4-7　空肠、回肠剖面标本

步骤10.观察大肠标本(图4-8),在大体标本上找到大肠的位置,找到大肠的特征。

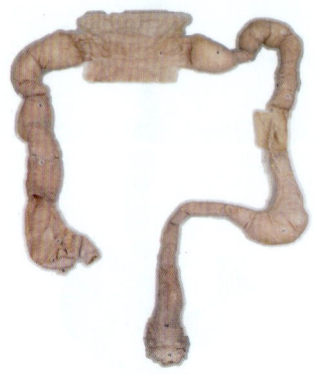

图4-8　大肠标本

步骤11.观察盲肠和阑尾标本(图4-9),在大体标本上找到盲肠、阑尾位置。

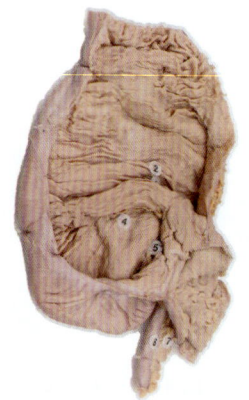

图4-9　盲肠和阑尾标本

步骤12.观察直肠和肛管标本(图4-10),找到齿状线,明确内痔、外痔的概念。

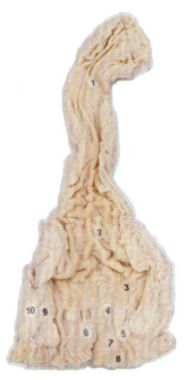

图4-10　直肠和肛管标本

六、注意事项

1.尊重解剖标本,实验过程中要注意对标本和模型的维护。
2.使用湿标本时要小心取放,避免损坏标本,如果出现损坏,请及时报告指导老师。
3.湿标本在流水冲洗后可能残留些许固定液味道,若有同学在使用过程中身体不适,请及时报告指导老师。

七、实验作业

1.以小组形式,结合大体标本、模型,描述口腔、咽、食管、胃、小肠、大肠的位置。
2.小组间互相提问,通过观察头颈部正中矢状断面标本、大体标本,结合自身活体,说出咽的分部、食管的狭窄部位,胃的分部,十二指肠的分部,阑尾根部的体表投影。依据对方回答的准确性和完整性进行互评并打分。
3.每个小组结合所学消化系统中消化管的形态特征,用超轻彩色黏土制作出等比例大小的整体消化管模型,要求外观精美,结构清晰准确。指导老师根据各组作品的完整性、准确性及美观性进行打分。

八、思考题

结合实验情境,思考患者是上消化道出血还是下消化道出血,二者区别在哪里。

(李建华〔女〕)

任务二　消化腺

一、实验目的

1.掌握肝的位置、毗邻、形态、分部和构造；胰的位置和形态；唾液腺的位置及导管开口部位。

2.熟悉肝外胆管的组成及胆汁排出途径。

3.了解肝的外形、分叶与分段；胰的分部。

4.培养学生勇于面对困难、积极开拓创新的精神。

二、实验材料

1.大体解剖标本。

2.唾液腺模型。

3.肝标本。

4.胆囊与输胆管道挂图。

5.胆管、十二指肠和胰标本及挂图。

6.超轻彩色黏土。

三、实验内容

（一）唾液腺

唾液腺分泌唾液，有湿润口腔黏膜、杀菌和助消化等功能，分为大、小两类。小唾液腺位于口腔各部黏膜内，大唾液腺有3对。

1.腮腺　位于耳郭的前下方，呈不规则的三角形。腮腺导管从腮腺前缘发出，在颧弓下一横指处沿咬肌表面前行至咬肌前缘转向内侧，斜穿颊肌，开口于平对上颌第2磨牙的颊黏膜上。

2.下颌下腺　位于下颌三角内，呈卵圆形，其导管开口于舌下阜。

3.舌下腺　位于舌下襞的深面。舌下腺大管开口于舌下阜，小管开口于舌下襞。

（二）肝

肝是人体最大的腺体，也是最大的消化腺。肝不仅能分泌胆汁，参与食物的消化，还具有代谢、解毒、防御、造血和再生等功能。

1.外形　肝质软而脆，似楔形，分上下两面和前后、左右4缘，肝上面与膈相贴，称膈面，借矢状位的镰状韧带分为肝左叶和肝右叶。肝下面凸凹不平与腹腔脏器相邻，称脏面。脏面有呈"H"形的3条沟，其正中的横沟称肝门，是左、右肝管，肝固有动脉、肝静脉、神经、淋巴管等出入肝的部位。出入肝门的结构被结缔组织包裹合称肝蒂。肝的脏面借"H"形沟分为 4 个叶,即肝左叶、肝右叶、方叶和尾状叶。

2.位置和体表投影　肝大部分位于右季肋区和腹上区,小部分位于左季肋区。肝的上界与膈穹窿一致,其最高点在右侧,相当于右锁骨中线与第 5 肋的交点处;左侧略低,相当于左锁骨中线与第 5 肋间隙的交点处。肝的下界与肝前缘一致,右侧与肋弓一致,腹上区可达剑突下方 3~5 cm,左侧被肋弓掩盖。

3.分叶与分段　肝内有 4 套管道,形成 2 个系统,即 Glisson 系统和肝静脉系统。按照 Glisson 系统,可将肝分为左、右两半肝,5 个叶和 6 个段。

4.肝外胆管系统　肝外胆管系统包括胆囊和输胆管道。

(1)胆囊:位于胆囊窝内,有储存和浓缩胆汁的作用。胆囊呈梨形,分底、体、颈和管 4 部分。胆囊底的体表投影在右锁骨中线与右肋弓交点处的稍下方。

(2)肝管与肝总管:由肝左、右管汇合成肝总管,肝总管下行与胆囊管合成胆总管。

(3)胆总管:由肝总管与胆囊管汇合而成。胆总管与胰管汇合,形成肝胰壶腹,开口于十二指肠大乳头。

(三)胰

胰是人体第二大消化腺,由内分泌部和外分泌部组成。外分泌部分泌胰液,在消化过程中起重要作用。

1.位置　位于胃的后方,在第 1、2 腰椎水平横贴于腹后壁,其前面被有腹膜。

2.形态　胰质软,色灰红,可分为胰头、胰体和胰尾 3 部分,各个部分之间无明显界限。在胰实质内,有一条纵贯全长的输出管,称胰管,它沿途收集各级小管,输送胰液,与胆总管汇合,共同开口于十二指肠大乳头。

四、实验情境

患者李某,男,59 岁,工人。右上腹疼半年,加重伴上腹部包块一月。半年前无明显诱因出现右上腹钝痛,呈持续性,有时向右肩部放射,无恶心呕吐,自服止痛片可缓解。一月来,右上腹饱满,有包块,伴腹胀、食欲缺乏、恶心,在当地医院就诊,B 超显示肝脏占位性病变。为进一步明确治疗转上级大医院,入院查体 T:36.7 ℃,P:78 次/分,R:18 次/分,BP:110/70 mmHg,发育正常,营养一般,神清合作,全身皮肤无黄染,巩膜轻度黄染。腹平软,右上腹饱满,无腹壁静脉曲张,右上腹压痛,无肌紧张,肝脏肿大肋下 5 cm。边缘钝,质韧,有触痛,腹叩呈鼓音,无移动性浊音,肝上界叩诊在第 5 肋间,肝区叩痛。

思考:患者初步诊断是什么?诊断依据有哪些?

五、实验步骤

学生分组进行观察讨论,指导老师巡回指导。

步骤 1.观察唾液腺挂图,找出腮腺、下颌下腺及舌下腺的位置,并说出 3 大唾液腺的开口部位。

步骤 2. 观察肝标本的膈面(图 4-11A)和脏面(图 4-11B),在大体标本上指出肝的位置,说出肝的外形、分叶。

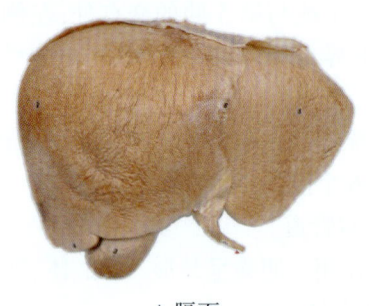

A.膈面　　　　　　　　　　　B.脏面

图 4-11　肝标本

步骤 3. 观察胆囊与输胆管道挂图,在大体标本上找到三者之间的位置关系,并叙述胆汁产生部位及排出路径。

步骤 4. 观察胆管、十二指肠和胰标本(图 4-12),指出胰的位置、形态及分部。

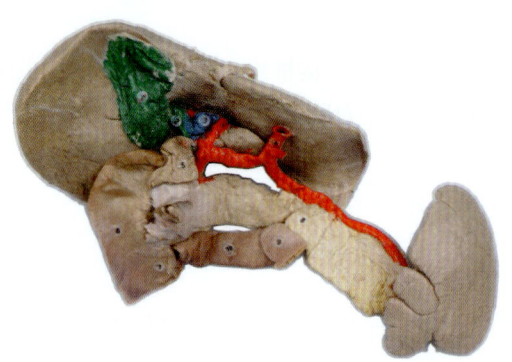

图 4-12　胆管、十二指肠和胰标本

六、注意事项

1. 尊重解剖标本,实验过程中要注意对标本和模型的维护。
2. 使用湿标本时要小心取放,避免损坏标本,如果出现损坏,请及时报告指导老师。
3. 湿标本在流水冲洗后可能残留些许固定液味道,若有同学在使用过程中身体不适,请及时报告指导老师。

七、实验作业

1. 以小组形式,结合大体标本、模型,描述肝的位置、形态、分部及毗邻。

2.小组间互相提问,结合离体肝脏、胰标本、大体标本,说出胆汁的产生及排出路径。依据对方回答的准确性和完整性进行互评并打分。

3.每个小组结合所学消化腺的内容,用超轻彩色黏土制作出等比例大小的肝、胆囊、胰模型,要求外观精美,结构清晰准确。指导老师根据各组作品的完整性、准确性及美观性进行打分。

八、思考题

结合实验情境,思考患者肝占位性病变压迫肝总管会出现什么情况。

积极开拓创新,铸就医学巅峰

中国肝胆外科之父——吴孟超

吴孟超,1922年出生于福建省,1949年毕业于同济大学,国际著名肝胆外科学家,中国科学院院士、中国人民解放军第二军医大学附属东方肝胆外科医院院长、东方肝胆外科科研所所长,一级教授,博士生导师,中国肝胆外科关键理论和技能体系的创建者,被誉为"中国肝胆外科之父"。

吴孟超院士在物资匮乏的年代,经过四个多月的艰苦努力,通过丙酮溶解乒乓球注入肝脏血管,灌注出我国第一具结构完整的人体肝脏血管模型,随后又提出创新性的"五叶四段"肝脏解剖新理论,沿用至今,为肝脏手术提供了关键性的解剖标识,成为探索肝脏新手术的理论依据和技术保障。吴老通过实践发明了捆扎治疗血管瘤的新方法,并用此法切除过18 kg巨瘤,这个肿瘤的重量至今保持着世界纪录。医院至今用此法治疗肝海绵状血管瘤无一例失败,成功率达到100%。

医学无止境,医学创新无止境,希望每一位医学生都能积极开拓,勇于创新,为人类的健康做出贡献。

(李建华〔女〕)

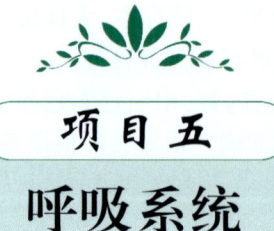

项目五 呼吸系统

任务一 呼吸道

一、实验目的

1.掌握鼻旁窦的位置及其开口部位;喉腔的形态;气管的位置、形态特征及左、右主支气管的差异。

2.熟悉喉的位置、毗邻。

3.了解喉软骨及其连结;喉肌的作用。

4.指导学生学会急救基本常识,使其对生活中的异物吸入等突发意外情况可行自救或他救。

二、实验材料

1.呼吸系统概观标本。

2.头颈部正中矢状切标本及模型。

3.喉的软骨及连结模型。

4.喉腔冠状切面模型。

5.气管与主支气管标本。

6.双侧主支气管标本。

7.超轻彩色黏土。

三、实验内容

(一)鼻

鼻是呼吸道的起始部,也是嗅觉器官,包括外鼻、鼻腔和鼻旁窦3部分。

1.外鼻 外鼻位于面部中央,以鼻骨和软骨为支架,外覆皮肤和少量皮下组织,内衬黏膜。外鼻上端位于两眼间的部分,称鼻根,向下延成鼻背,下端为鼻尖。鼻尖两侧呈弧状隆起,称鼻翼。鼻翼外侧向外下至口角的浅沟,称鼻唇沟。

2.鼻腔 鼻腔以骨和软骨为基础,内面衬以黏膜和皮肤。每侧鼻腔借鼻阈分为前部的鼻前庭和后部的固有鼻腔。固有鼻腔是鼻腔的主要部分,由骨和软骨覆以黏膜而成。鼻腔外侧壁形态复杂,自上而下分别有被覆黏膜的上、中、下鼻甲及各鼻甲下方的上、中、下鼻道。鼻中隔由筛骨垂直板、犁骨及鼻中隔软骨覆以黏膜构成,是左右鼻腔的共同内侧壁。

3.鼻旁窦 又称副鼻窦,是鼻腔周围含气颅骨的腔,内衬黏膜,对吸入的空气有加湿、加温作用,对发音起共鸣作用。鼻旁窦有额窦、上颌窦、筛窦和蝶窦 4 对,分别位于其同名颅骨内,筛窦又分前、中、后 3 组。鼻旁窦均开口于鼻腔。额窦、上颌窦和前筛窦、中筛窦开口于中鼻道;后筛窦开口于上鼻道;蝶窦开口于蝶筛隐窝。

(二)喉

喉既是呼吸道,又是发音器官。喉位于颈前部中份,上借甲状舌骨膜与舌骨相连,下接气管。

1.喉软骨 构成喉的支架,包括不成对的甲状软骨、环状软骨、会厌软骨和成对的杓状软骨。

(1)甲状软骨:最大,位于舌骨下方,构成喉的前外侧壁,前角上端向前突出,称喉结。

(2)环状软骨:位于甲状软骨下方,构成喉的底座,形似指环,是呼吸道中唯一完整的软骨环。

(3)会厌软骨:形似树叶,上端宽阔而游离,下端细尖附于甲状软骨前角的后面。会厌软骨表面覆以黏膜,称会厌。

(4)杓状软骨:左右各一,底有两个突起,向前的称声带突,有声韧带附着;向外侧的称肌突,有喉肌附着。

2.喉的连结 喉的连结包括关节和膜性连结两种。关节有环甲关节和环杓关节;膜性连结主要有弹性圆锥和甲状舌骨膜。

3.喉肌 喉肌为横纹肌,按功能分为两群。一群作用于环甲关节,使声带紧张或松弛;另一群作用于环杓关节,使声门裂、喉口开大或缩小。

4.喉腔 由喉软骨、韧带、纤维膜、喉肌和喉黏膜共同围成的管腔。喉腔中部的两侧壁上有上、下两对黏膜皱襞,呈前后走向,上方的一对称前庭襞,下方的一对称声襞。两侧前庭襞间的裂隙称前庭裂,两侧声襞间的裂隙称声门裂,是喉腔中最狭窄的部位。喉腔借两个裂隙分为上、中、下三部分,分别为喉前庭、喉中间腔和声门下腔。

(三)气管与支气管

气管和支气管是连接喉和肺间的通道。以 C 形的气管软骨为支架,以保持其开张状态,其缺口向后,并由平滑肌和结缔组织构成的膜壁封闭。

1.气管 为一后壁略扁的圆筒状管道,分为左右主支气管,分叉处称气管杈,内面形成向上凸的纵嵴,呈半月状,称气管隆嵴,常偏向左侧。

2.支气管 是气管分出的各级分支,其中由气管在胸骨角平面分出的一级分支为左、右主支气管。

(1) 右主支气管:粗短,走行较陡直,经右肺门入肺。

(2) 左主支气管:细长,走行较倾斜,经左肺门入肺。

四、实验情境

患者李某,女,4 岁。因"反复咳嗽,喘憋半年余"就诊,患儿母亲代述半年前无明显诱因出现阵发性咳嗽伴喘息,活动后加重,就诊于当地医院。血清过敏源检测示患儿对大豆及海鲜鱼类组合过敏,胸部正位片检查未见明显异常。故诊断为支气管哮喘,并予以持续解痉、平喘治疗,咳嗽喘憋症状好转。但病情反复,每次均用药后好转。两天前再次无明显诱因出现咳嗽、喘息,伴呼吸困难,夜间不能平卧。发病以来,患儿无胸痛,无发热,无咯血。患儿既往体健,否认异物呛咳史。安静时可见吸气性三凹征,活动时加重,听诊双肺呼吸音对称性减低,未闻及明显哮鸣音。入院当天,急诊全麻下行气管镜检查,术中可见声门下约 1 cm 处气管内巨大新生物,沿蒂部完整去除肿物送病理检查,质韧,内部包裹长约 1 cm 的刺状瓜子壳。术后追问病史,患儿母亲回忆起半年前曾误吸葵花籽壳。

思考:患儿气管异物吸入最有可能会坠入哪一侧?简述原因。

五、实验步骤

学生分组进行观察讨论,指导老师巡回指导。

步骤1.观察呼吸系统概观模型和呼吸系统概观标本(图 5-1),描述呼吸道的构成、位置、毗邻。

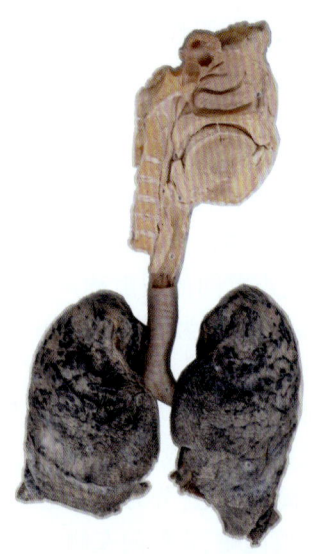

图 5-1 呼吸系统概观标本

步骤 2. 结合活体以及挂图,指出鼻根、鼻背、鼻尖、鼻翼、鼻唇沟。

步骤 3. 结合头颈正中矢状切标本(图 5-2)和模型,观察鼻腔外侧壁,描述四对鼻旁窦的名称、部位及开口位置。

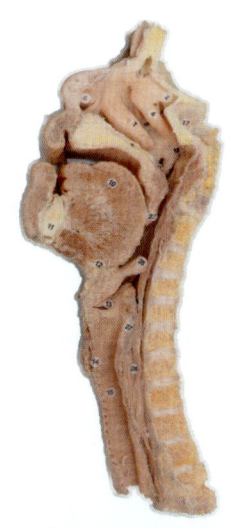

图 5-2　头颈部正中矢状切标本(右)

步骤 4. 观察喉的软骨及连结模型,分别指出会厌软骨、环状软骨、杓状软骨以及甲状软骨的位置,描述喉的结构。

步骤 5. 观察喉腔冠状切面模型,指出前庭裂、声门裂、喉前庭、喉中间腔、声门下腔的位置。

步骤 6. 观察气管与主支气管标本(图 5-3),指出左主支气管、右主支气管,并比较二者的区别。

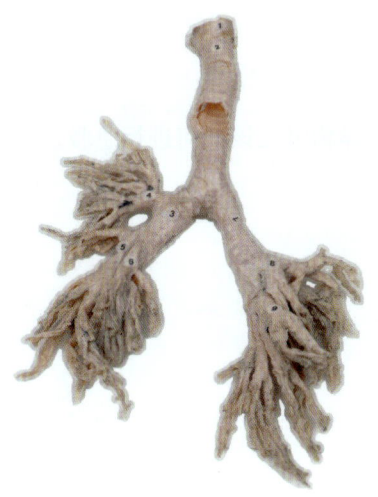

图 5-3　气管与主支气管标本

步骤7.观察双侧主支气管标本(图5-4),指出气管隆嵴,阐述其临床意义。

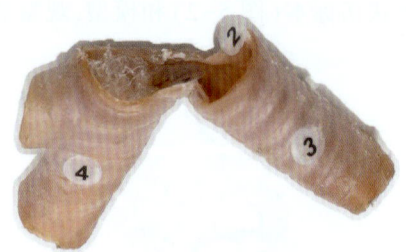

图5-4 双侧主支气管标本

六、注意事项

1.尊重解剖标本,实验过程中要注意对标本和模型的维护。
2.使用湿标本时要小心取放,避免损坏标本,如果出现损坏,请及时报告指导老师。
3.湿标本在流水冲洗后可能残留些许固定液味道,若有同学在使用过程中身体不适,请及时报告指导老师。

七、实验作业

1.以小组形式,结合大体标本、模型,描述鼻旁窦的位置及开口部位,左、右主支气管的区别及临床意义。
2.小组间互相提问,通过观察喉腔冠状切面,说出前庭裂、声门裂、喉前庭、喉中间腔和声门下腔。依据对方回答的准确性和完整性进行互评并打分。
3.每个小组结合所学呼吸道的内容,用超轻彩色黏土制作出等比例大小的整体呼吸道模型,要求外观精美,结构清晰准确。指导老师根据各组作品的完整性、准确性及美观性进行打分。

八、思考题

结合实验情境,思考气管异物吸入该如何进行急救。

(李建华〔女〕)

任务二　肺、胸膜与纵隔

一、实验目的

1. 掌握肺的位置和形态；胸腔与胸膜腔的概念及胸膜隐窝；肺与胸膜的体表投影。
2. 熟悉壁胸膜的分部。
3. 了解肺段的概念；纵隔的分部。
4. 传播生活常识，吸烟有害健康，呼吁同学们做到无烟校园；培养学生不畏艰险、勇于奉献的精神。

二、实验材料

1. 大体解剖标本。
2. 左、右肺标本。
3. 左、右肺模型。
4. 支气管肺段模型。
5. 肺与胸膜挂图。
6. 胸膜与肺的体表投影模型。
7. 纵隔右侧面模型。
8. 纵隔分区示意图挂图。
9. 超轻彩色黏土。

三、实验内容

（一）肺

肺是与外界进行气体交换的器官，也具有内分泌功能。

1. 肺的位置和形态　肺位于胸腔内，左右两肺分居纵隔两侧，膈的上方。肺质软而轻，呈海绵状，富有弹性。肺表面覆有脏胸膜，光滑润泽，透过脏胸膜可见许多多边形小区，称肺小叶。肺形似半个圆锥形，有一尖一底、两面三缘。肺尖钝圆，经胸廓上口向上伸入颈根部。肺底与膈相邻，向上凹陷，又称膈面。肋面隆凸，与胸壁的内面贴近，纵隔面即内侧面，与纵隔相邻，其中央有椭圆形凹陷，称肺门，是主支气管、肺动静脉、淋巴管和神经出入肺的部位，这些结构被结缔组织包绕在一起，称为肺根。肺的前缘锐薄，左肺前缘下部有心切迹，切迹下方有一突起称肺小舌。后缘厚而圆钝，贴于脊柱两侧。下缘较锐薄。肺借叶间裂分叶左肺的叶间裂为斜裂，将左肺分为上、下两叶。右肺的叶间裂包括斜裂和水平裂，将右肺分为上、中、下三叶。

2.支气管树与肺段　左、右主支气管在肺门处分出肺叶支气管,入肺后再分为若干肺段支气管,在肺内反复分支,呈树枝状,称支气管树。每一肺段支气管及其分支和它所属的肺组织构成一个支气管肺段。左、右肺各为10个肺段。临床上常以肺段为单位进行定位诊断及肺切除术。

3.肺的血管　肺具有两套血管,一套是组成小循环的肺动脉和肺静脉,属肺的功能性血管,具有气体交换的作用。另一套是属于大循环的支气管动脉和支气管静脉,是肺的营养性血管。

(二)胸膜

胸膜是贴覆于胸壁内面、膈上面、纵隔侧面和肺表面等部位的一层薄而光滑的浆膜,根据贴覆部位不同,分为互相移行的脏胸膜和壁胸膜两部分。

1.胸膜腔　是由脏胸膜与壁胸膜在肺根处互相移行返折,在两肺周围分别形成两个密闭、呈负压的潜在性腔隙。左、右各一,互不相通。

2.壁胸膜的分部　壁胸膜依其所在部位不同可分为四部分:胸膜顶、肋胸膜、纵隔胸膜和膈胸膜。

3.胸膜隐窝　是各部壁胸膜相互移行处形成的间隙,其中最大、最重要的胸膜隐窝是肋膈隐窝。位于肋胸膜和膈胸膜相互移行处,是胸膜腔最低的部位。

4.胸膜与肺的体表投影　胸膜的体表投影是指各部壁胸膜相互移行形成的返折线在体表的投影。其中比较有实用意义的是胸膜下界。胸膜下界是肋胸膜与膈胸膜的返折线,两侧大致相同。在锁骨中线处与第8肋相交,在腋中线处与第10肋相交,在肩胛线与第11肋相交,在后正中线处,达第12胸椎棘突高度。肺的下界一般比胸膜下界高出两个肋,在接近后正中线处高出两个胸椎。

(三)纵隔

纵隔是左右纵隔胸膜之间全部器官、结构和结缔组织的总称。成人纵隔位置略偏左侧。以胸骨角平面将纵隔分为上纵隔和下纵隔。上纵隔位于胸廓上口与胸骨角平面之间。下纵隔又以心包为界分为前、中、后纵隔。中纵隔内有心包、心和出入心的大血管根部。

四、实验情境

患者马某,男,69岁。吸烟史40余年,因"间断咳嗽、咳痰伴发热半年,加重一周"就诊。患者半年前无诱因出现刺激性咳嗽,给予止咳、祛痰治疗后症状略改善。其后间断出现咳嗽、咳痰症状,有时伴有发热,每次发作时静脉应用抗生素治疗,症状可缓解。曾两次胸部X射线检查提示右肺上叶肺炎。一周前咳嗽加重,咳黄痰,伴发热入院。入院查体:口唇无发绀,浅表淋巴结未触及肿大。右上肺叩诊浊音,呼吸音低,语音共振减弱,双肺未闻及湿性啰音,心界不大,心率69次/分,律齐,各瓣膜听诊区未闻及杂音。

思考:根据以上病例摘要,请列出患者的初步诊断,以及诊断依据。

五、实验步骤

学生分组进行观察讨论,指导老师巡回指导。

步骤 1. 在大体标本上找出肺的位置、毗邻;结合肺标本(图 5-5)及模型,观察其内侧面观,描述肺的形态、分叶,并阐述左肺与右肺的区别;在肺标本和模型上找到肺门、肺根,观察其内的结构。

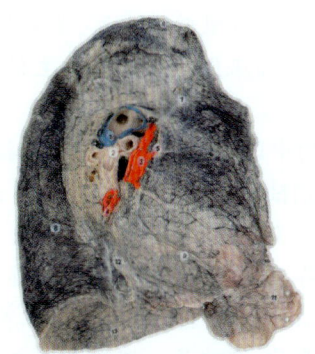

图 5-5　肺标本(左)

步骤 2. 观察支气管肺段模型,识记肺段。

步骤 3. 观察肺与胸膜模型,指出胸膜的分部,胸膜腔的位置,胸膜腔最低处。

步骤 4. 观察胸膜与肺的体表投影前面观和后面观挂图,描述胸膜与肺的下界体表投影。

步骤 5. 观察纵隔模型,指出上纵隔、下纵隔、前纵隔、中纵隔、后纵隔的位置。

六、注意事项

1. 尊重解剖标本,实验过程中要注意对标本和模型的维护。
2. 使用湿标本时要小心取放,避免损坏标本,如果出现损坏,请及时报告指导老师。
3. 湿标本在流水冲洗后可能残留些许固定液味道,若有同学在使用过程中身体不适,请及时报告指导老师。

七、实验作业

1. 以小组形式,结合大体标本、模型,描述肺的分叶。
2. 小组间互相提问,通过观察肺与胸膜标本,说出什么是胸膜腔,胸膜腔的最低部位在哪里。依据对方回答的准确性和完整性进行互评并打分。
3. 每个小组结合所学肺、胸膜与纵隔的内容,用超轻彩色黏土制作出等比例大小的整体肺模型,要求外观精美,结构清晰准确。指导老师根据各组作品的完整性、准确性及美观性进行打分。

八、思考题

结合实验情境,思考肺癌患者手术切除与肺的分叶、肺段的关系。

医者仁心、学者大义

钟南山

钟南山,中国工程院院士,著名呼吸病学专家,长期从事呼吸内科的医疗、教学、科研工作。现任国家呼吸系统疾病临床医学研究中心主任、国家卫健委高级别专家组组长、国家健康科普专家。

2020年1月18日,84岁的中国工程院院士钟南山接到赶往武汉的紧急通知。时值春节前夕,忙碌了一年的人们陆续踏上回家的路。当天去武汉的航班已无机票,火车票也非常紧张。颇费周折,钟南山才挤上了傍晚5点多从广州南开往武汉的高铁。走得非常匆忙,他甚至没有准备羽绒服,只穿了一件咖啡色格子西装。

上车无座,他被安排在餐车一角。当天,钟南山在餐车小憩的照片刷屏微信朋友圈:满脸倦容,眉头紧锁,闭目养神,身前是一摞翻看的文件……

这一天,武汉市卫生健康委员会通报,新增59例新型冠状病毒感染的肺炎确诊病例。

"没什么特殊情况,不要去武汉。"钟南山提醒公众的同时,却选择了逆行。

自挂帅出征以来,钟南山始终冲在前线,始终如铁人般拼命:4天内奔走武汉、北京、广州三地,长时间科研、开会、远程会诊、接受媒体采访,甚至在飞机上研究治疗方案……

有人曾这样评价钟南山:既有国士的担当,又有战士的勇猛。他回应得最多的一句话是:"我不过是一个看病的大夫。"

看到疫情防控难度增加,他变得容易落泪、伤感。冷冰冰的疫情通报数据背后是一个个鲜活的生命和家庭,他心疼他们。

每次在媒体面前发声,他似乎带来更多坏消息,但当所有人都害怕时,他又用专业知识给大家足够的信心和安全感。

在抗击疫情的战斗中,钟南山用自己的行动,诠释了医者仁心、学者大义。

(李建华〔女〕)

项目六 泌尿系统

任务一 肾

一、实验目的

1. 掌握肾的形态和结构。
2. 熟悉肾的位置和毗邻。
3. 了解肾的被膜。
4. 熟练看标本识结构以及正确使用手术刀、手术剪等器械的技能。
5. 让学生深刻了解器官移植的社会意义,使其对器官移植有科学的认识;呼吁学生向社会宣传器官移植和遗体捐献等相关知识,树立正确的价值观。

二、实验材料

1. 大体解剖标本(打开腹腔)。
2. 腹后壁标本。
3. 带被膜的肾标本。
4. 整肾标本和整肾模型。
5. 肾冠状切标本和肾冠状切模型。
6. 新鲜动物肾脏。
7. 超轻彩色黏土。

三、实验内容

(一)肾的位置和毗邻

1. 肾的位置　肾位于脊柱两侧,腹膜后方,紧贴腹后壁,右肾比左肾略低。两肾上端距离较近,下端距离较远,呈"八"字形分部。肾门约平第1腰椎,体表投影在竖脊肌外侧缘与第12肋夹角之间,此处称为肾区。

2. 肾的毗邻　两肾的上端紧邻肾上腺。左肾的前面自上而下分别和胃底、胰尾、脾血管、空肠和结肠左曲相毗邻,右肾的前面自上而下分别和肝、结肠右曲相毗邻,其内侧缘邻接十二指肠降部。肾的后面上部与膈相毗邻,下部由内侧向外侧依次与腰大肌、腰方肌和腹横肌相毗邻。

(二)肾的被膜

肾实质表面由内向外依次为纤维囊、脂肪囊和肾筋膜。

1.纤维囊　为致密的结缔组织薄膜。正常情况下附着于肾实质表面,与肾实质连接疏松,易于剥离;如剥离困难即为病理现象。

2.脂肪囊　位于纤维囊外周。脂肪经肾门进入肾窦,填充于各结构间。

3.肾筋膜　位于脂肪囊的外面,包裹于肾上腺和肾的表面,有固定肾的作用。分前、后两层,两层在肾上腺上方和肾的外侧缘均互相融合。在肾的内侧,前层覆于肾血管前面并与对侧前层相移行;后层经肾血管和输尿管后方与腰大肌筋膜汇合,向内附于椎体前面。在肾的下方前、后层分离,其间有输尿管通过。

新鲜动物肾脏,表面有一层光滑透明的薄膜,易于剥离,是肾的纤维囊。有时此囊外面尚有些脂肪组织,是脂肪囊的残余。

(三)肾的形态

肾是实质性器官,形似蚕豆,有上、下两端,前、后两面,内、外侧两缘。上端较宽扁,下端较窄厚;前面凸向前外侧,后面较平;外侧缘隆凸,内侧缘中部凹陷,是肾的血管、淋巴管、神经和肾盂等结构出入的部位,称肾门。出入肾门的结构被结缔组织包绕,称肾蒂。右肾蒂较左肾蒂略短。肾蒂内结构的排列关系,由前向后依次为肾静脉、肾动脉、肾盂;由上向下依次为肾动脉、肾静脉、肾盂。

(四)肾的结构

肾实质分为浅层的肾皮质和深层的肾髓质。皮质部厚 1~1.5 cm,肾皮质伸入肾髓质的部分称肾柱。肾髓质约占肾实质厚度的 2/3,由 15~20 个圆锥形的肾锥体构成。肾锥体的底朝向皮质部,尖朝向肾窦,称肾乳头。肾门向肾内凹陷形成肾窦,肾窦内有包绕肾乳头的漏斗形结构称肾小盏,有 7~8 个。2~3 个肾小盏合成 1 个肾大盏。肾大盏再合并成肾盂,肾盂呈扁平的漏斗状出肾门。

新鲜动物肾脏,经肾门做的冠状切面上,肾实质外周的肾皮质,颜色呈红褐色,而在固定的标本上是灰褐色。仔细观察,皮质部可见许多细小颗粒,为肾小体。髓质部的肾锥体颜色与皮质部不同,新鲜肾脏上此结构颜色较淡,固定标本颜色比皮质部重。肾锥体的切面上可见致密呈放射状排列的条纹,它由肾的集合管形成。观察肾窦内容物,除了有包绕肾乳头的肾小盏,肾小盏合成的肾大盏,肾大盏合成的肾盂以外,肾窦内还有肾动脉的分支、肾静脉的属支、脂肪组织等。

四、实验情境

患者胡某,男,50 岁。因右腰部隐痛伴血尿 10 天入院。体格检查 T:36.7 ℃,P:90

次/分，R:18 次/分，BP:180/113 mmHg，无尿频、尿急、尿痛及排尿困难，无恶心、发热、呕吐。入院后行常规检查，结合腹部 B 超、平扫腹部 CT，逆行肾盂造影，初步诊断：右肾多发结石、多囊肾、弥漫性脂肪肝、高血压 3 级。为进一步诊治，由门诊收入院。治疗手段：降压（缬沙坦）、降血糖（阿卡波糖）、排石（体外超声波碎石）、抗感染、止痛等。

思考：患者多囊肾，其肾脏形态和结构已发生病理性改变，那么正常肾脏应呈现什么样的形态和结构呢？

五、实验步骤

步骤 1. 在大体解剖标本的腹腔（图 6-1）中寻找出左、右肾，同时结合腹后壁标本（图 6-2），描述肾的位置、毗邻。

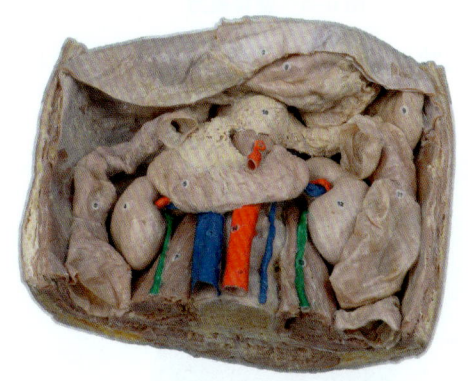

图 6-1　大体解剖标本（腹腔）

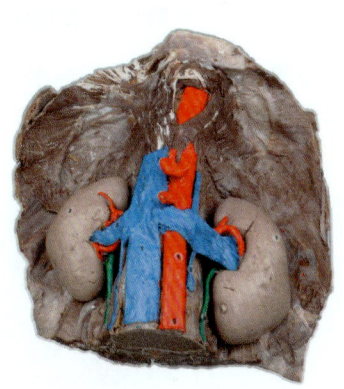

图 6-2　腹后壁标本

步骤 2. 结合活体，在腰背处找到肾门的体表投影。

步骤 3. 在带被膜的肾标本（图 6-3）上，观察肾表面由内到外的三层被膜：纤维囊、脂肪囊和肾筋膜。

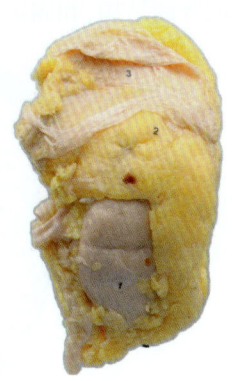

图 6-3　肾标本（带被膜）

步骤 4. 观察整肾标本(图6-4)和整肾模型(图6-5),描述肾的形态。标本和模型存在差异性,要对比学习。

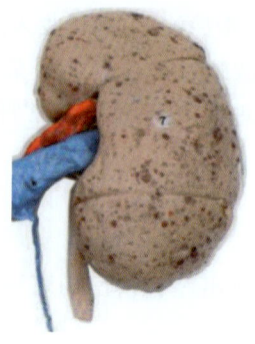 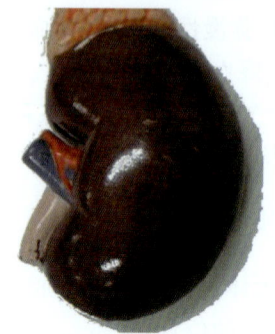

图6-4　整肾标本　　　　　　图6-5　整肾模型

步骤 5. 观察肾冠状切标本(图6-6)和肾冠状切模型(图6-7),描述肾内的结构。标本和模型存在差异性,要对比学习。

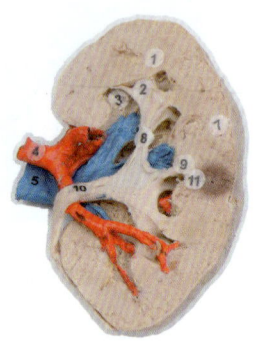 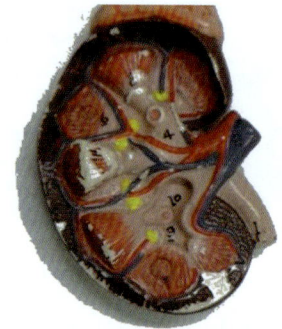

图6-6　肾冠状切标本　　　　　图6-7　肾冠状切模型

步骤 6. 取新鲜的动物肾脏(图6-8),观察肾的形态,然后将其解剖,过肾门做冠状切面(图6-9),观察切面上所能看到的肾的结构,和固定的肾冠状切标本做对比。

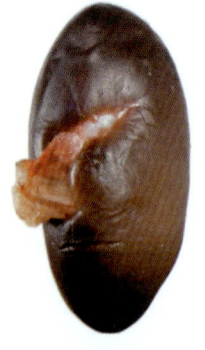 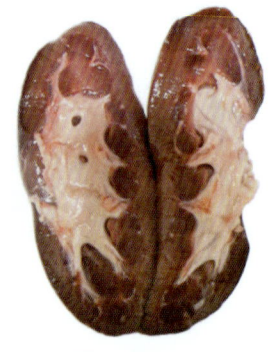

图6-8　新鲜动物肾　　　图6-9　新鲜动物肾(冠状切面)

六、注意事项

1. 课前要预习教材中相关理论内容。
2. 尊重大体解剖标本,实验过程中要注意对标本和模型的维护。
3. 使用手术刀、手术剪等器械时要小心操作,避免误伤,如果出现误伤,请及时报告指导老师进行处理。
4. 动物肾脏和人的肾脏存在一定的差异,两者要互相结合,对比学习。
5. 实验完毕后把标本、模型、解剖器械整理好,做好值日工作,值日生经指导老师检查后,关好门、窗、水、电方可离开。

七、实验作业

1. 以小组形式,结合模型描述肾的位置、形态和结构。
2. 小组间互相提问,在新鲜的动物肾脏上指出肾门、肾皮质、肾髓质、肾柱、肾锥体、肾乳头、肾窦、肾小盏、肾大盏和肾盂等结构。依据对方回答的准确性和完整性进行互评并打分。
3. 每个小组结合所学肾的外形和结构,用超轻彩色黏土制作出等比例大小的整肾模型和冠状切模型,要求外观精美,结构清晰准确。指导老师根据各组作品的完整性、准确性及美观性进行打分。

八、思考题

结合实验情境,思考患者胡某肾结石可能崁顿在肾内的哪些部位。

爱心传递生命

肾移植-器官捐献

器官移植是20世纪医学领域最伟大的成就之一,数以万计的患者因器官移植术重获新生。但是,很多人对器官捐献存在片面的理解,使得供体器官的来源不足,许多需要器官移植的患者不能及时进行移植手术。

器官捐献是高尚人格的体现,是一种对自身、对社会乃至对自然的一种科学的态度和价值观。通过器官的捐献可以使自己生命的光辉照亮他人的生命,当自己的器官在他人的身体里正常工作时,生命在某种意义上也获得了重生!2010年,我国启动了公民逝世后自愿器官捐献(donation after citizens death,DCD)活动。目前,在中国人体器官捐献管理中心登记志愿捐献器官的人数已超过百万人!

(杨 璞)

任务二 输尿管、膀胱、尿道

一、实验目的

1.掌握输尿管的分部及狭窄部位;膀胱的形态和内部结构。
2.熟悉膀胱的位置及毗邻;女性尿道的形态特点及开口部位。
3.了解输尿管的形态特点。
4.锻炼学生看标本识结构的技能;培养学生将理论联系临床,运用所学解剖学知识解决实际问题的能力。
5.培养学生以仁爱、关怀为己任的意识;有义务向周围女性宣传健康的生活方式,护卫女性泌尿系统的健康。

二、实验材料

1.大体解剖标本。
2.泌尿系统整体标本。
3.离体膀胱标本和离体膀胱模型。
4.膀胱内腔标本和膀胱内腔模型。
5.男、女性盆部正中矢状切标本和男、女性盆部正中矢状切模型。
6.超轻彩色黏土。

三、实验内容

(一)输尿管

输尿管属于腹膜外位器官,是一对细长肌性管道。它起自肾盂末端,下端开口于膀胱,长度 20~30 cm,管径平均 0.5~1.0 cm,最窄处管径只有 0.2~0.3 cm。输尿管壁的平滑肌较厚,可做节律性蠕动,推动尿液不断流入膀胱。输尿管结石可导致输尿管腔过度扩张,从而产生痉挛导致剧烈疼痛。

1.输尿管的分部　输尿管按照行程可分为 3 个部分:输尿管腹部、输尿管盆部和输尿管壁内部。

(1)输尿管腹部:起于肾盂下端,沿腹膜后方,腰大肌前方下行,到达小骨盆入口处。

(2)输尿管盆部:在小骨盆入口处,左、右两侧输尿管分别越过左髂总动脉末端前方和右髂外动脉起始部的前方进入盆腔,沿盆腔侧壁向前方下行走,达坐骨棘水平后,转向前内至膀胱底外上角处。男性输尿管走向前、内、下方,在直肠前外侧壁与膀胱后壁之间下行,在输精管后外方与之交叉,从膀胱底外上角向内下穿入膀胱壁。女性输尿管在子宫颈外侧约 2.5 cm 处,经子宫动脉后下方行向内下至膀胱底穿入膀胱壁内。

(3)输尿管壁内部:指输尿管向内下斜穿膀胱壁的部分,长约 1.5 cm。当膀胱充盈时,膀胱内压升高使壁内部的管腔闭合,从而阻止尿液由膀胱返流入输尿管。

2.输尿管的狭窄　输尿管全程有三处狭窄。

(1)第一狭窄:位于肾盂与输尿管移行处。

(2)第二狭窄:位于小骨盆入口与髂血管交叉处。

(3)第三狭窄:位于输尿管的壁内段。

输尿管狭窄处管径只有 0.2~0.3 cm,是尿路结石阻塞和崁顿的常见部位。

(二)膀胱

膀胱是肌性囊袋状器官,其形态、大小、位置和壁的厚度因年龄、性别、个体差异和尿液充盈程度而异。通常正常成年人膀胱的容量平均为 350~500 mL,女性膀胱容量略小于男性,新生儿膀胱容量约为成年人的 1/10,老年人则因膀胱肌张力下降而容量增大。

1.膀胱的形态　膀胱充盈时为卵圆形,空虚时则呈三棱锥形,分尖、体、底和颈 4 部。膀胱尖朝向前上方,膀胱底呈三角形,朝向后下方,尖与底之间为膀胱体,膀胱的最下部变细称膀胱颈,其下端有一开口称尿道内口,通向尿道。

2.膀胱的内部结构　膀胱内面被覆黏膜,膀胱空虚时,黏膜聚集成皱襞称膀胱襞。在膀胱底内面,有一个三角形的区域,位于左、右输尿管口和尿道内口之间,此处黏膜与肌层紧密连接,无论膀胱充盈与否,始终保持平滑,称膀胱三角。此处是肿瘤、结核和炎症的好发部位。两侧输尿管口之间的横行皱襞称输尿管间襞,膀胱镜下为一苍白带,是临床上寻找输尿管口的标志。

3.膀胱的位置及毗邻　成人膀胱位于盆腔前部。其前面为耻骨联合,后面男性与精囊、输精管壶腹和直肠相毗邻,女性则与子宫、阴道相毗邻。膀胱颈的下方,男性邻前列腺,女性邻尿生殖膈。

(三)尿道

男性尿道除有排尿功能外,还具有排精功能,其详细内容见男性生殖系统。

女性尿道长约 4 cm,直径约 0.6 cm,仅有排尿功能。其走行在阴道前方,向前下穿过尿生殖膈,此处有尿道阴道括约肌环绕。女性尿道开口于阴道前庭的尿道外口,位于阴道口的前方。女性尿道相对于男性具有短、宽且直的特点,所以女性易发生逆行性尿路感染。

四、实验情境

见:项目六任务一"四、实验情境"。

思考:患者右肾多发结石,若结石直径较小,则可通过肾盂排出肾脏,那么结石排出肾脏后是否还会嵌顿在其他部位呢?

五、实验步骤

步骤 1.在大体解剖标本的腹腔中找到左、右两侧的输尿管,同时结合泌尿系统整体标本(图6-10),观察输尿管的形态特点,描述输尿管的分部和狭窄。

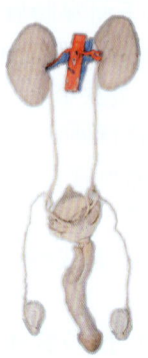

图6-10 泌尿系统整体标本

步骤2.在大体解剖标本中,找到膀胱,再结合男性盆部正中矢状切标本(图6-11)和女性盆部正中矢状切标本(图6-12),描述膀胱的位置及毗邻。

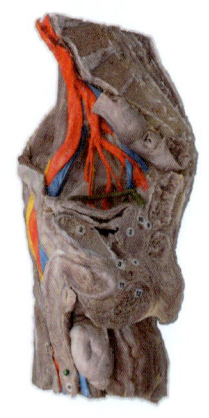 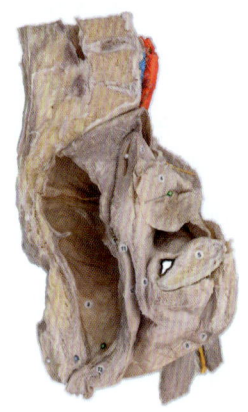

图6-11 男性盆部正中矢状切标本　　图6-12 女性盆部正中矢状切标本

步骤3.观察离体膀胱标本(图6-13),对照膀胱模型(图6-14),描述膀胱的形态。

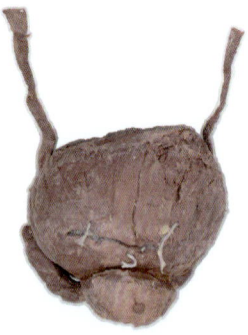 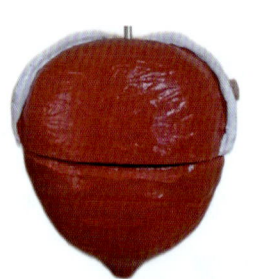

图6-13 离体膀胱标本　　　　　　图6-14 离体膀胱模型

步骤 4. 观察膀胱内腔标本(图 6-15),结合膀胱内腔模型(图 6-16)描述膀胱的内部结构以及膀胱三角的位置和形态。

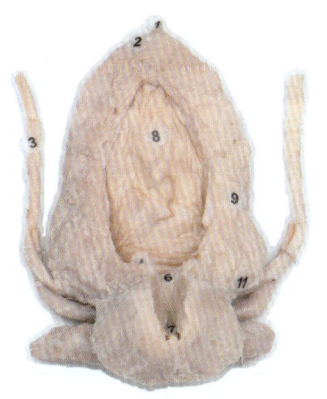 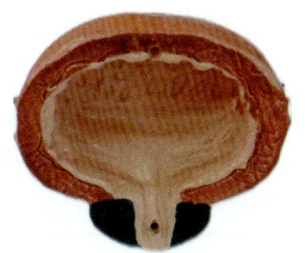

图 6-15 膀胱内腔标本　　　　图 6-16 膀胱内腔模型

步骤 5. 观察女性盆部正中矢状切标本,描述女性尿道的走行及特点。

六、注意事项

1. 课前要预习教材中相关理论内容。
2. 尊重大体解剖标本,实验过程中要注意对标本和模型的维护。
3. 标本和模型存在一定的差异,两者要互相结合,对比学习。
4. 实验完毕后把标本、模型整理好,做好值日工作,值日生经指导老师检查后,关好门、窗、水、电方可离开。

七、实验作业

1. 以小组形式,结合标本和模型描述输尿管的分部及狭窄;膀胱的位置、形态和内部结构。
2. 小组间互相提问,在标本或模型上指出尿路结石容易嵌顿的部位,膀胱三角的位置并说出其临床意义。依据对方回答的准确性和完整性进行互评并打分。
3. 每个小组结合本次课所学输尿管和膀胱的形态,用超轻彩色黏土制作出等比例大小的输尿管模型和膀胱模型,并与之前制作的肾脏模型相黏合,要求外观精美,结构清晰准确。指导老师根据各组作品的完整性、准确性及美观性进行打分。

八、思考题

某患者急性尿潴留,膀胱充盈明显,导尿失败,遂即予以行膀胱穿刺术引流出。请同学们思考,膀胱穿刺时穿刺点应选取在哪个部位,有何临床意义。

护卫女性，关注健康

女性尿路感染

　　女性尿道与男性有很大的不同，相对于男性，女性尿道呈现短、宽且直的特点，所以女性易发生逆行性尿路感染。据报道，一半以上的女性一生中至少患1次尿路感染。尿路感染威胁到女性身体健康，给女性的工作、生活带来很多痛苦。

　　为了预防尿路感染，女性要做到多饮水、勤排尿，这样有助于稀释尿液、冲洗尿道，降低致病菌浓度，如果已经发生了尿路感染，大量摄入水分更是缓解该病症状的关键。同时还应注意不要憋尿，避免细菌在尿路中繁殖。饮食宜多食水果蔬菜，少食辛辣、油腻食物。注意外阴部卫生清洁，养成定时清洗、勤换内裤等习惯。一旦发生尿路感染，应及时前往医院进行系统治疗。

（杨　璞）

项目七 生殖系统

任务一 男性生殖系统

一、实验目的

1. 掌握男性生殖系统的组成；各器官的位置、形态及结构。
2. 熟悉男性生殖系统各器官的生理功能。
3. 了解精索的组成。
4. 锻炼学生看标本识结构的技能；培养学生将理论联系临床，运用所学解剖学知识解决实际问题的能力。
5. 通过学习男性尿道的解剖学结构，明晰临床疾病和一些常规的诊疗操作，加强医患沟通，达到医人医心的境界。

二、实验材料

1. 男性盆部正中矢状切标本。
2. 男性盆部正中矢状切模型。
3. 离体睾丸及附睾标本。
4. 超轻彩色黏土。

三、实验内容

男性生殖系统
- 内生殖器
  - 生殖腺：睾丸
  - 生殖管道：附睾、输精管、射精管、男性尿道
  - 附属腺：前列腺、尿道球腺、精囊
- 外生殖器：阴囊、阴茎

（一）生殖腺

男性的生殖腺是睾丸，位于阴囊内，呈卵圆形，左右各一，分前后缘、上下端和内外侧面。前缘及下端游离，后缘有血管、神经和淋巴管出入。外侧面较隆凸，贴阴囊壁，内侧

面较平坦,与阴囊中隔相邻。睾丸的功能是生成精子,分泌男性激素。

睾丸表面包有一层纤维膜称为白膜。白膜从后缘增厚突入睾丸内形成睾丸纵隔。纵隔放射状伸入睾丸实质,将睾丸分成 100～200 个睾丸小叶。每个小叶内含 2～4 条盘曲的精曲小管,其上皮能产生精子。精曲小管之间的结缔组织内含间质细胞可以分泌男性激素。精曲小管汇合成精直小管,进入睾丸纵隔后互相吻合成睾丸网。从睾丸网发出输出小管,出睾丸后缘上部进入附睾头。

(二)生殖管道

1.**附睾** 呈新月形,紧贴睾丸上端和后缘。分头、体、尾三部分,睾丸尾向后上方返折移行为输精管。附睾是精子暂时贮存和进一步成熟的场所,是结核好发部位。

2.**输精管** 为一对坚实的圆索状管道,管壁厚,管腔细小,长约 50 cm。按行程分为 4 部:睾丸部、精索部、腹股沟管部和盆部,输精管结扎常选择在精索部。

> **知识拓展**
>
> ## 精　索
>
> 精索为一对柔软的圆索状结构,从腹股沟管深环延至睾丸上端。精索内主要有输精管、睾丸动脉、蔓状静脉丛、输精管血管、神经、淋巴管等。由于发育不良或其他病理因素导致精索内蔓状静脉丛的异常扩张、迂曲形成精索静脉曲张,可影响生育,是导致男性不育的主要原因之一。

3.**射精管** 在膀胱底后面,两侧输精管靠近,管径扩大形成输精管壶腹,输精管壶腹末端缩细,与同侧的精囊排泄管汇合形成射精管。射精管长约 2 cm,穿前列腺实质,开口于尿道前列腺部。

4.**男性尿道** 男性尿道起自膀胱的尿道内口,终于阴茎头的尿道外口,全长 16～22 cm,管径 5～7 mm,兼有排尿和排精功能。尿道全程可分为前列腺部、膜部和海绵体部,前列腺部和膜部为后尿道,海绵体部为前尿道。

(1)分部。

1)前列腺部:穿前列腺部分,长约 2.5 cm,此部两侧各有一射精管开口。

2)膜部:尿道穿经尿生殖膈部分,长约 1.5 cm,其周围有尿道括约肌环绕,可控制排尿。

3)海绵体部:尿道穿经尿道海绵体部分,是三个部分中最长的一段,其中尿道球内的尿道称尿道球部,尿道球腺开口于此处。在阴茎头内,尿道管腔扩大称尿道舟状窝。

(2)特点:男性尿道全程有 3 个狭窄、3 个膨大和 2 个弯曲。

1)3 个狭窄:尿道内口、尿道膜部和尿道外口,其中尿道外口最狭窄。

2)3 个膨大:尿道前列腺部、尿道球部和尿道舟状窝。

3)2 个弯曲:耻骨下弯和耻骨前弯。耻骨下弯位于耻骨联合后下方,不可改变,耻骨前弯位于尺骨联合前下方,凸向前上,是阴茎体下垂所形成的,若将阴茎上提,此弯可消失。

临床上膀胱镜检或导尿时应注意这些解剖学特点。

(三)附属腺

1. 前列腺　为板栗状实质性器官。上端膨大为前列腺底,下端尖细为前列腺尖,中间为体,体后面正中有纵行的浅沟,为前列腺沟,直肠指诊可触及此沟,前列腺肥大时,此沟会变浅或消失。尿道贯穿前列腺,射精管与前列腺排泄管共同开口于尿道前列腺部。前列腺分为5叶:前叶、中叶、后叶和两侧叶。后叶是前列腺肿瘤的易发部位。前列腺结缔组织增生引起的前列腺肥大常发生在中叶和侧叶,压迫尿道,造成排尿困难甚至尿潴留。前列腺的分泌物是精液的主要组成部分。

2. 精囊　成对的梭形囊状腺体,表面凹凸不平,位于膀胱底后方及输精管壶腹的外下方。分泌物参与精液的组成。

3. 尿道球腺　豌豆大的球形腺体,位于尿生殖膈内,排泄管开口于尿道球部。

(四)阴囊和阴茎

1. 阴囊　是位于阴茎后下方的皮肤囊袋,表面是皮肤,薄而柔软,皮下为肉膜,主要由弹性纤维和平滑肌纤维组成,可随外界温度的变化而舒缩,从而调节阴囊内的温度,有利于精子的发育。阴囊正中线上有一纵行的阴囊缝,其深面的肉膜向上发出阴囊中隔,将阴囊分成左、右两腔。肉膜深面有共同包裹睾丸和精索的精索外筋膜、提睾肌和精索内筋膜,单独包裹睾丸的还有睾丸鞘膜的壁层和脏层,脏、壁两层在睾丸后缘相互移行,共同围成鞘膜腔。

2. 阴茎　分为阴茎头、阴茎体和阴茎根三部分。阴茎根附于耻骨支、坐骨支和尿生殖膈,是固定的。中部的阴茎体呈圆柱状,悬垂于耻骨联合前下方,阴茎前端膨大称阴茎头,其尖端有呈矢状位的尿道外口。阴茎由两条阴茎海绵体和一条尿道海绵体外包筋膜和皮肤构成。海绵体由许多小梁和血管相通的腔隙组成,当腔隙充血时,阴茎即可勃起。阴茎皮肤薄而柔软,富有延展性,皮下无脂肪。皮肤包绕阴茎头的部分称阴茎包皮。包皮与尿道外口下端相连的皮肤皱襞,称包皮系带。

四、实验情境

患者范某,男,34岁。主诉:婚后同居5年未能使妻子受孕。现病史:幼年曾患腮腺炎。素有腰酸腿软、性欲不佳、尿频色黄、排尿不净、口干、大便干燥、乏力易怒等症状。喜好酗酒。婚前有手淫史。结合辅助检查初步诊断为:睾丸功能低下;前列腺炎;不育症。后范某夫妇通过体外受精-胚胎移植技术成功孕育胎儿。

思考:体外受精是指采用人工方法让卵细胞和精子在体外结合,那么精子的生成部位在哪里?精子生成后又是怎样排出体外的呢?

五、实验步骤

步骤1.观察男性盆部正中矢状切标本和男性盆部正中矢状切模型(图7-1),找出睾丸、附睾、输精管、射精管、前列腺、精囊、阴囊和阴茎。

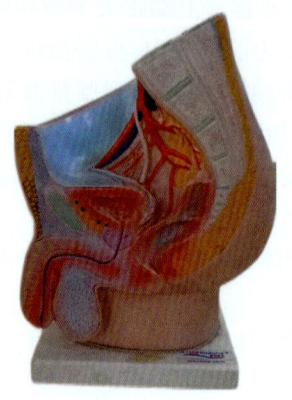

图7-1 男性盆部正中矢状切模型

步骤2.观察离体睾丸及附睾标本(图7-2),描述睾丸和附睾的形态。

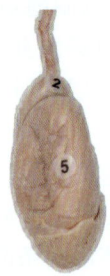

图7-2 离体睾丸及附睾标本

步骤3.观察男性盆部正中矢状切标本和男性盆部正中矢状切模型,描述输精管的走行及分部;射精管的位置及开口部位;精囊的位置及形态;前列腺的位置和形态。

步骤4.观察男性盆部正中矢状切标本和男性盆部正中矢状切模型,描述男性尿道的分部及特点,找出男性尿道的3个狭窄、3个膨大和2个弯曲。

六、注意事项

1.课前要预习教材中相关理论内容。

2.实验过程中要注意对标本和模型的维护。

3.生殖系统标本作为一种教学用具,同学们要避免尴尬心理,保持良好的学习心态。

4.标本和模型存在一定的差异,两者要互相结合,对比学习。

5.实验完毕后把标本、模型整理好,做好值日工作,值日生经指导老师检查后,关好门、窗、水、电方可离开。

七、实验作业

1.以小组形式,结合标本和模型描述男性内生殖器各器官的位置、形态结构、分部及特点。

2.小组间互相提问,在标本或模型上指出输精管结扎常选部位以及男性尿道的3个狭窄、3个膨大和2个弯曲。依据对方回答的准确性和完整性进行互评并打分。

3.每个小组结合本次课所学器官的形态结构,用超轻彩色黏土制作出等比例大小的器官模型,并将所有模型黏合起来,构成整套男性生殖系统模型,要求外观精美,结构清晰准确。指导老师根据各组作品的完整性、准确性及美观性进行打分。

八、思考题

结合男性尿道的特点,思考临床上男性膀胱镜检或放置导尿管时,操作上应该注意哪些事项。

医者仁心,人文关怀

男性导尿的人文关怀

导尿是一项基础的临床操作技能。由于男、女性尿道结构的不同,男性导尿往往比女性导尿更难操作,更易造成尿道的损伤或导尿的失败。再加上男性尿道外口非常敏感,又是隐私部位,因此导尿时,医护人员应该充分考虑患者的心理诉求,做到操作准确无误,以免给患者带来不必要的身心痛苦。

医护人员应怀揣爱心与耐心,而不是将导尿只当作简单的一项冷冰冰的操作。操作前应核对患者信息,给患者解释操作过程,帮助患者做好准备,保护患者隐私,缓解患者的紧张情绪。操作完成后,帮助患者穿好衣服,嘱咐后续事项,做好相关记录。

(杨 璞)

任务二　女性生殖系统

一、实验目的

1.掌握女性生殖系统的组成;卵巢、输卵管、子宫、阴道的位置、形态结构及分部。

2.熟悉各器官的生理功能。

3.了解前庭大腺的位置及功能;女阴的组成。

4.锻炼学生看标本识结构的技能;培养学生将理论联系临床,运用所学解剖学知识解决实际问题的能力。

5.通过理解生命的孕育过程,理解母亲的伟大与辛苦,认识生命的珍贵,引领学生尊重母亲,关爱女性,尊重生命,勿忘初心。

二、实验材料

1.女性盆部正中矢状切标本和女性盆部正中矢状切模型。

2.子宫附件标本。

3.子宫冠状切标本。

4.超轻彩色黏土。

三、实验内容

女性生殖系统
- 内生殖器
  - 生殖腺:卵巢
  - 生殖管道:输卵管、子宫、阴道
  - 附属腺:前庭大腺
- 外生殖器:女阴

（一）生殖腺

女性的生殖腺是卵巢,是成对的扁卵圆形器官,位于卵巢窝内。有上下两端、内外两侧面和前后两缘。卵巢借卵巢悬韧带、卵巢固有韧带和卵巢系膜固定在盆腔侧壁的卵巢窝内。

（二）生殖管道

1.输卵管　位于子宫阔韧带上缘内,为一对弯曲的肌性管道。由两口、四部组成。外侧端为输卵管腹腔口,与腹膜腔相通;内侧端为输卵管子宫口,和子宫内腔相通。输卵管由内向外分4个部分:输卵管子宫部、输卵管峡、输卵管壶腹和输卵管漏斗,漏斗边缘的突起为输卵管伞,可抓取卵子进入输卵管。女性结扎常选部位在输卵管峡,卵子正常的受精部位是在输卵管壶腹。

2.子宫　为一壁厚腔小、前后略扁形似倒置梨形的肌性器官。位于盆腔中央,膀胱和直肠之间,下端突入阴道,正常姿势呈前倾前屈位。子宫可分为:子宫底、子宫体和子宫颈三部分,子宫颈又分为子宫颈阴道部和子宫颈阴道上部。子宫颈和体相连的稍狭细处为子宫峡,非妊娠时长约 1 cm,妊娠后期子宫峡可延展至 7~11 cm,产科常在此进行剖宫产。子宫腔呈倒置三角形,子宫颈管呈梭形,向上通子宫腔,下口通阴道,叫子宫口。子宫的固定装置有:盆膈、子宫阔韧带、子宫圆韧带、子宫主韧带和骶子宫韧带等。子宫阔韧带限制子宫向两侧移位,子宫圆韧带是维持子宫前倾的主要结构,子宫主韧带防止子宫脱垂,骶子宫韧带参与维持子宫前倾前屈位。

3.阴道　为一前后略扁的漏斗形肌性管道,是月经排出和胎儿娩出的通道,下端以阴道口开口于阴道前庭,上端较宽阔,包绕子宫颈阴道部形成的环形凹陷,称阴道穹。阴道后穹与直肠子宫陷凹相邻。

(三)附属腺

前庭大腺位于女性会阴深横肌内,为两个黄豆大小的圆形或卵圆形小体,其排泄管开口于阴道口两侧,分泌液有助于润滑阴道口。

(四)女阴

女阴是女性外生殖器官,位于会阴区,包括阴阜、阴蒂、大阴唇、小阴唇、阴道前庭等。

四、实验情境

患者刘某,女,30 岁。结婚两年未孕,平素月经周期不规律,婚后夫妻生活正常,未避孕。门诊以"原发不孕"为诊断收住入院。辅助检查 B 超提示:双侧卵巢声像图改变,考虑卵巢多囊样改变可能。子宫输卵管造影检查提示:双侧输卵管通,左侧伞部上举,双侧后段炎症表现。初步诊断为:原发不孕;多囊卵巢;慢性输卵管炎。行宫腹腔镜联合探查术,术后给以抗炎止血补液对症治疗。

思考:多囊卵巢会引起排卵功能障碍,那么正常的卵巢是如何排卵的?排出的卵子去了哪里?经历了什么?

五、实验步骤

步骤 1.观察女性盆部正中矢状切标本和女性盆部正中矢状切模型(图 7-3),寻找出卵巢、输卵管、子宫和阴道并描述出它们的位置。

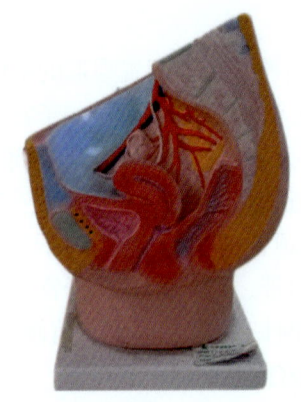

图 7-3　女性盆部正中矢状切模型

步骤 2.观察子宫附件标本(图 7-4),描述卵巢和子宫的形态,以及输卵管的分部。

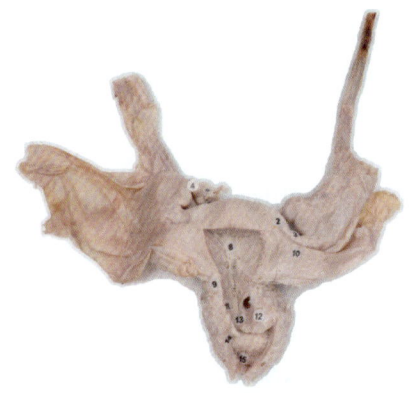

图 7-4　子宫附件标本

步骤 3.结合子宫冠状切标本(图 7-5),观察子宫内腔。

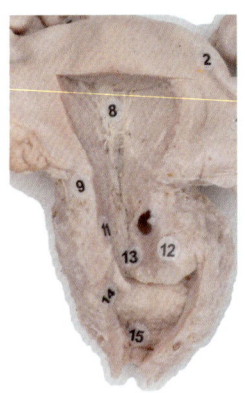

图 7-5　子宫冠状切标本

步骤4. 观察女性盆部正中矢状切标本和女性盆部正中矢状切模型,描述子宫的固定装置。

六、注意事项

1. 课前要提前预习教材中相关理论内容。
2. 实验过程中要注意对标本和模型的维护。
3. 生殖系统标本作为一种教学用具,同学们要避免尴尬心理,保持良好的学习心态。
4. 标本和模型存在一定的差异,两者要互相结合,对比学习。
5. 实验完毕后把标本、模型整理好,做好值日工作,值日生经指导老师检查后,关好门、窗、水、电方可离开。

七、实验作业

1. 以小组形式,结合标本和模型描述女性内生殖器各器官的位置、形态、结构及分部。
2. 小组间互相提问,在模型上找出输卵管结扎常选部位,卵子受精部位,子宫峡的位置,固定子宫的韧带。依据对方回答的准确性和完整性进行互评并打分。
3. 每个小组结合本次课所学器官的形态,用超轻彩色黏土制作出等比例大小的模型,并将所有模型黏合起来,构成整套女性生殖系统模型,要求外观精美,结构清晰准确。指导老师根据各组作品的完整性、准确性及美观性进行打分。

八、思考题

临床上,剖宫产多在子宫峡处进行,请结合解剖学知识阐述原因。

关爱女性,尊重生命

生命的孕育

生命起源于精子和卵子的结合,男性生殖系统的睾丸产生精子,经一系列管道排入女性阴道内,到达输卵管。从卵巢产生的卵子成熟后从卵巢表面破裂而出,被输卵管伞抓取后进入输卵管腔,在输卵管壶腹部受精形成受精卵后边分裂边向子宫方向移动,进入子宫腔后植入子宫内膜发育为成熟的胎儿,经阴道娩出体外。这个过程既神秘,又充满坎坷,甚至可能会危及生命,了解本章节的知识后,我们可以提醒每一位女性要关注生殖健康,关爱个体生命。

(杨 璞)

模块三 脉管系统

项目八

心血管系统

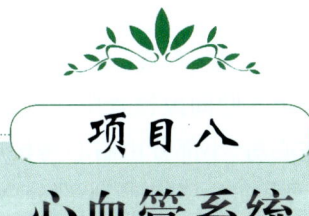

任务一　心

一、实验目的

1.掌握心的位置、外形及心的各腔结构;左、右冠状动脉的起始、行程和重要分支;心的传导系统组成;心包的构成。

2.熟悉左、右冠状动脉的重要分支分布;心的体表投影。

3.了解心壁及房间隔、室间隔的构造;心传导系的功能;心大、中、小静脉的行程和注入部位。

4.能够在活体上正确定位心脏位置及心尖搏动部位;在心脏标本上指出左右心房、心室的位置,正确打开心腔,找到各腔主要结构。

5.牢记抢救生命是医务人员天职。在遇到需要救护病人时,应该毫不犹豫伸出援手,参加抢救。

二、实验材料

1.大体解剖标本。
2.心脏标本。
3.心脏模型。
4.心的传导系统模型。
5.心的体表投影模型。
6.新鲜动物心脏。
7.超轻彩色黏土。

三、实验内容

(一)心的位置

心位于胸腔中纵隔内,外裹心包。2/3 在正中线的左侧,1/3 在右侧。

(二)心的外形

心的外形为倒置的圆锥体,分为一尖、一底、两面、三缘和四条沟。一尖为心尖,由左心室构成,朝向左前下方,在左侧第 5 肋间隙锁骨中线内侧 1～2 cm 处可扪及心尖搏动。一底,朝向右后上方,大部分由左心房、小部分由右心房构成。两面为胸肋面和膈面。胸肋面朝向前上方,大部分由右心房和右心室构成,小部分由左心耳和左心室构成;膈面大部分由左心室构成,小部分由右心室构成。三缘为右缘、左缘和下缘。右缘由右心房构成;左缘大部分由左心室构成,小部分由左心耳构成;下缘由右心室和心尖构成。四条沟为冠状沟、前室间沟、后室间沟和房间沟。冠状沟又称房室沟,是心房和心室在心表面的分界标志;前、后室间沟是左、右心室在心表面的分界标志;房间沟是左、右心房在心后面的分界标志。房间沟、后室间沟与冠状沟的交汇处,称房室交点。

(三)心各腔的结构

1. 右心房 位于心的右上部,壁薄,腔大,分为固有心房和腔静脉窦两部。有 3 个入口:上腔静脉口、下腔静脉口和冠状窦口。一个出口:右房室口。右心房向前上方突出的盲囊称右心耳,其内面有梳状肌。右心房一侧房间隔中下部有一卵圆形的凹陷,称卵圆窝,是胎儿卵圆孔闭锁后的遗迹,是房间隔缺损的好发部位。

2. 右心室 借室上嵴分为流入道(窦部)和流出道(漏斗部)两部分。入口为右房室口,出口为肺动脉口,两口之间为室上嵴。右房室口周围附有三尖瓣,瓣的游离缘借腱索连于乳头肌。室腔内有一条隔缘肉柱,其内有心传导系纤维通过,又称节制索,可防止心室过度扩张。漏斗部又称动脉圆锥,其上端为肺动脉口,口周围附有肺动脉瓣。

3. 左心房 分为前部的左心耳和后部的左心房窦。有 4 个入口,分别为两侧的左、右肺上、下静脉。一个出口,为左房室口。

4. 左心室 分为流入道(窦部)和流出道(主动脉前庭)两部分。入口为左房室口,出口为主动脉口。左房室口周围附有二尖瓣,瓣的游离缘借腱索连于乳头肌。主动脉前庭的上端为主动脉口,口周围附有主动脉瓣。

(四)心的构造

心壁内有心纤维性支架,起支撑作用,是心肌纤维和心瓣膜的附着处。心壁由心内膜、心肌和心外膜构成。房间隔最薄处为卵圆窝,室间隔分为膜部和肌部两部分,膜部是室间隔缺损好发部位。

(五)心的传导系统

心的传导系统主要由特殊分化的心肌细胞组成,有自律性和传导性,包括窦房结、房室结、房室束、左、右束支及 Purkinje 纤维网。窦房结是心的正常起搏点。

(六)心的血管

1. 动脉

(1)右冠状动脉:起于主动脉右窦,沿冠状沟右行,至膈面房室交点处分为后室间支和左室后支。分布于右心房、右心室、室间隔后 1/3、部分左心室隔壁、窦房结和房室结。

（2）左冠状动脉：起于主动脉左窦，入冠状沟随即分为前室间支和旋支。分布于左心房、左心室、室间隔前 2/3 和右心室前壁的一部分。

2.静脉　心大静脉、心中静脉、心小静脉汇入位于心膈面的冠状窦，并开口于右心房。心最小静脉直接开口于心房或心室腔。心前静脉直接注入右心房。

（七）心包

心包为包裹心和出入心大血管根部的锥体形纤维浆膜囊，分外层的纤维心包和内层的浆膜心包两层。浆膜心包又分为脏、壁两层，两层在大血管根部相互移行，两层之间的潜在腔隙称心包腔，内含少量心包液，起润滑作用。

（八）心的体表投影

心的体表投影通常采用 4 个点间的连线法来确定。左上点，位于左侧第 2 肋间隙，距胸骨侧缘约 12 mm 处；右上点，位于右侧第 3 肋软骨上缘，距胸骨侧缘约 10 mm 处；左下点，位于左侧第 5 肋间隙，距前正中线 70~90 mm；右下点，位于右侧第 7 胸肋关节处。四点连线为心界。

四、实验情境

患者王某，女，6 岁。因发现心脏杂音 6 年，经心脏彩超检查诊断为"先天性心脏病，室间隔缺损"，于 2003 年 3 月 16 日入院，要求手术治疗，以求根治。

入院检查：入院后查体，患儿生命体征平稳，发育偏差，营养中等，胸骨左缘第三肋间可触及轻度震颤，听诊在胸骨左缘第三、四肋间可闻及收缩期喷射性杂音（Ⅲ级以上），肺动脉瓣第 2 心音无亢进及分裂。腹平软，肝脾未触及，全腹无压痛，心电检查左室肥厚。

心脏彩超检查：先心病、室间隔缺损，二尖瓣少量反流。

胸部 X 射线检查：肺动脉段凸出，左、右心室增大，左室为主，肺血增多，为二尖瓣型心影。

思考：该患儿患"先天性心脏病，室间隔缺损"六年，发生一系列的病理变化，试问心的室间隔构造、易发生缺损的位置在何处？根据心的结构说出临床上常见的先天性心脏病类型。

五、实验步骤

步骤 1.观察大体解剖标本（图 8-1）寻找心，描述心的位置、毗邻。

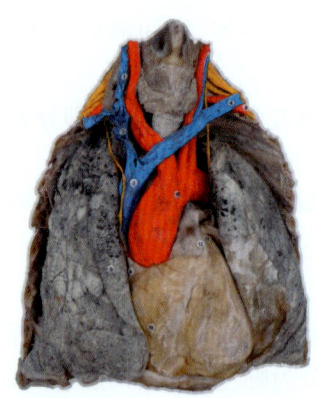

图 8-1　心的位置及毗邻

步骤 2.观察心脏标本(图 8-2)和心脏模型,寻找心尖、心底、胸肋面、膈面、左缘、右缘、下缘,以及四条沟,描述心的形态。

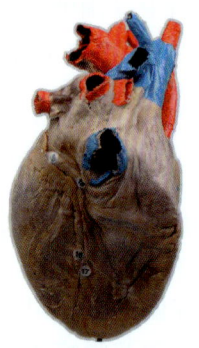 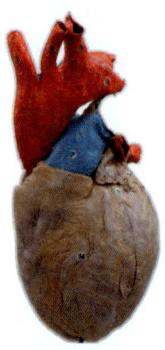

A.前上面　　　　　　　　B.后下面

图 8-2　心的外形

步骤 3.观察心的解剖标本(图 8-3、图 8-4)和模型,寻找心内膜、心外膜、心肌、房间隔、室间隔,描述心壁的构造。

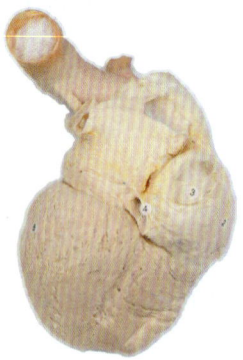 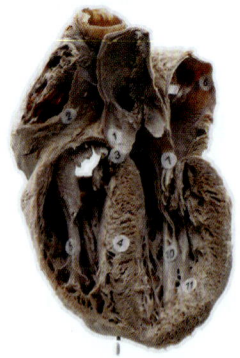

图 8-3　心肌膜标本　　　　　图 8-4　心间隔标本

步骤4. 观察切开的心标本(图8-5、图8-6、图8-7)及心腔的结构模型,寻找右心房、右心室、左心房、左心室及其各腔内结构,描述心的各腔结构。

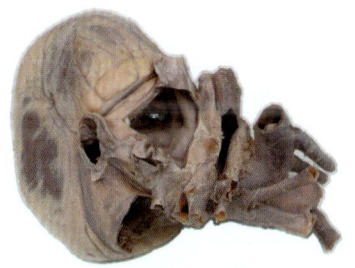 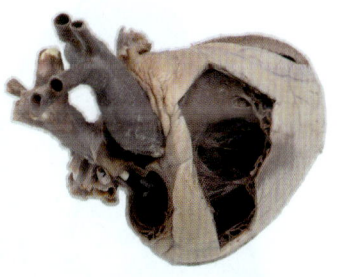 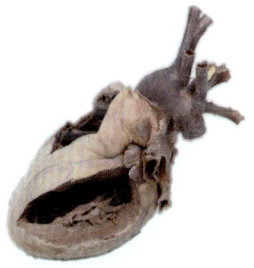

图8-5　左、右心房标本　　　图8-6　右心房、右心室标本　　　图8-7　左心室标本

步骤5. 观察心的传导系统模型,寻找窦房结、房室结、房室束,并描述心传导系组成、心电传导方向和功能。

步骤6. 观察心的血管标本(图8-8)和模型,寻找左、右冠状动脉和分支,以及心的静脉,描述动脉分支分布,心的静脉回流途径。

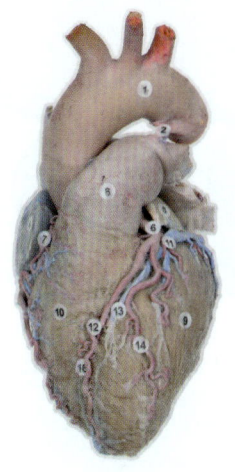 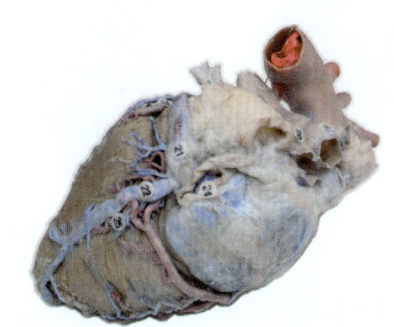

A.前面观　　　　　　　　　　B.后面观

图8-8　心的血管标本

步骤7. 观察大体解剖标本(图8-9),寻找纤维心包和浆膜心包脏层和壁层,描述心包构造和功能。

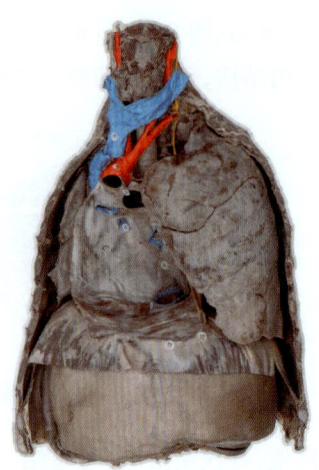

图 8-9　心包的构造标本

步骤 8.结合活体,在胸前定位心界四点,并描述心的体表投影。

步骤 9.观察新鲜动物心脏(图 8-10)外形,依次切开心脏各腔室,寻找观察各腔结构,并和大体心脏标本做对比。

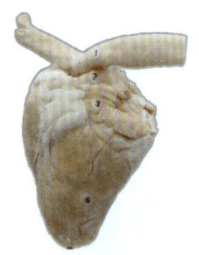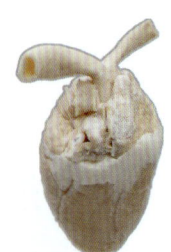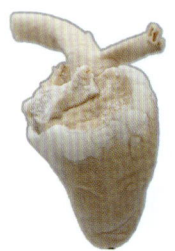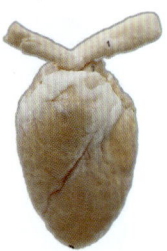

图 8-10　新鲜动物心脏

六、注意事项

1.尊重大体解剖标本,不准对着大体标本拍照、嬉戏。

2.爱护标本,防止有意破坏标本和模型,特别是心脏标本,在观察内部结构时,动作要轻柔。

3.解剖动物心脏时,注意手术刀、剪刀的使用方法,避免造成损伤。实验后的动物心脏按要求处置。

4.注意人心脏标本与动物心脏的不同之处。

七、实验作业

1.以小组形式,结合模型描述心的位置、形态及各腔结构、冠状动脉分支。

2.小组同学之间互相提问,在模型或新鲜的动物心脏上指出心的各腔室结构,如瓣膜、卵圆窝、冠状窦、隔缘肉柱、腱索、左右冠状动脉等。依据对方回答的准确性和完整性进行互评并打分。

3.每个小组结合所学心的外形和结构,用超轻彩色黏土制作出等比例大小的心脏模型,要求外观精美,结构清晰准确。指导老师根据各组作品的完整性、准确性和美观性进行打分。

八、思考题

1.试述心的位置,临床上心的穿刺部位。
2.试述左、右心房与左、右心室的内部结构。
3.试述左、右冠状动脉的起始、走行和分布。
4.试述冠状窦的位置、收纳范围及开口部位。
5.试述心传导系的组成。

紧急救助,挽救生命

男子体育馆夜跑心跳骤停,现场五名医务人员合力救回

26岁的男子在浙江某体育馆内夜跑时突然心跳骤停倒地,经现场五名也在健身的医务人员紧急抢救并送医院救治,当晚恢复自主心跳,脱离生命危险。

最先参与抢救的是正与丈夫在体育馆散步的丽水市某医院药物依赖科护士长蔡琳。连续胸外按压需要体力,正当她感觉体力不支时,又一名丽水市某医院的男医生上前"接力",之后又有丽水市某医院的三名医务人员前来协助。

"我们五个互相不认识,但遇到这种情况,具备抢救技能的医务人员站出来是应该的。"蔡琳说。

五名医务人员抢救十几分钟后,救护车赶到,医生在车上持续胸外按压,入院又进行心脏电除颤并持续按压,患者恢复了心跳和意识。

作为一名医学生,同学们要牢记:抢救生命是医务人员的天职,无论任何时候遇到需要救护的病人,我们都应该毫不犹豫伸出援手,积极参加抢救。

(李建华〔男〕 陈四清)

任务二　动　脉

一、实验目的

1.掌握主动脉的行程、分部及各部的主要分支;体表能触到搏动的动脉及压迫止血部位。

2.熟悉肺循环动脉主干及分支;颈外动脉、锁骨下动脉、腋动脉、髂内动脉脏支的主要分支。

3.了解胸主动脉、腹主动脉、颈外动脉、髂内动脉等动脉的分支分布;甲状腺、胃、胆囊、阑尾、小肠、直肠、子宫等重要器官的动脉供应。

4.在活体上准确找到可触及搏动动脉位置及压迫止血部位,通过触摸动脉搏动计数心率。

5.通过本次课学习,让同学们意识到生命的珍贵,从而珍惜生命,远离网络游戏和赌博。

二、实验材料

1.大体解剖标本。
2.头颈部动脉标本及上肢动脉标本。
3.胸腹后壁标本、胸主动脉标本。
4.腹主动脉及其分支标本。
5.腹腔干及其分支标本。
6.肠系膜上、下动脉及其分支标本。
7.双肾及肾上腺标本(示动脉)。
8.盆部正中矢状切及下肢动脉标本。
9.头颈部血管分布模型。
10.盆部动脉模型。

三、实验内容

(一)肺循环的动脉

起自右心室的肺动脉干,至主动脉弓的下方分为左、右肺动脉。左肺动脉较短,至肺门分2支入肺;右肺动脉较长,至肺门分3支入肺。在肺动脉干分叉处稍左侧与主动脉弓下缘之间有一结缔组织索,称动脉韧带,是胚胎时期动脉导管闭索后的遗迹。动脉导管未闭是常见的先天性心脏病之一。

(二)体循环的动脉

体循环动脉的主干是主动脉,主动脉按行程分为升主动脉、主动脉弓、降主动脉三部。

1.升主动脉 根部发出左、右冠状动脉。

2.主动脉弓 自右向左发出头臂干、左颈总动脉和左锁骨下动脉。头臂干分为右颈总动脉和右锁骨下动脉。主动脉弓壁内有压力感受器,可反射性地调节血压。在主动脉弓下方靠近动脉韧带处有主动脉小球,为化学感受器,可感受动脉血氧、二氧化碳含量和血液 PH 的变化。

(1)颈总动脉:分为颈外动脉、颈内动脉。颈总动脉分叉处有颈动脉窦和颈动脉小球两个重要结构,分别是压力感受器和化学感受器。

1)颈外动脉的主要分支及分布:①甲状腺上动脉:分支分布于甲状腺上部和喉。②舌动脉:分支分布于舌、腭扁桃体和舌下腺等。③面动脉:在下颌骨下缘、咬肌止点前缘处位置表浅,至内眦部,改名内眦动脉。面动脉分支分布于面部、腭扁桃体和下颌下腺等处。④颞浅动脉:在活体上,于耳屏前上方、颧弓根部可摸到搏动。分支分布于腮腺及额、顶、颞部软组织。⑤上颌动脉:上颌动脉又分出脑膜中动脉和上、下牙槽动脉。分支分布于硬脑膜、牙、鼻腔、腭、咀嚼肌、外耳道和鼓室等处。

2)颈内动脉入颅内分支分布于脑和视器。

(2)锁骨下动脉:右侧起自头臂干,左侧直接起自主动脉弓。主要分支有椎动脉、胸廓内动脉(分为肌膈动脉和腹壁上动脉)和甲状颈干(分为甲状腺下动脉和肩胛上动脉),分别分布于脑和脊髓、胸前壁、心包、膈、腹直肌、甲状腺、肩部等。

(3)腋动脉:为锁骨下动脉的直接延续。主要分支有胸肩峰动脉、胸外侧动脉、肩胛下动脉(分为胸背动脉和旋肩胛动脉)和旋肱后动脉。

(4)肱动脉:平桡骨颈高度分为桡动脉和尺动脉。在肘窝上方、肱二头肌腱内侧位置表浅,是临床上测血压听诊部位。主要分支有肱深动脉,分支分布于肱三头肌和肱肌。

(5)桡动脉:在前臂远侧、桡侧腕屈肌腱外侧的一段位置表浅,是临床上触摸搏动的部位。主要分支有拇主要动脉和掌浅支,掌浅支与尺动脉末端吻合成掌浅弓。分支分布于前臂桡侧肌群、鱼际肌、拇指、食指。

(6)尺动脉:主要分支有骨间总动脉(又分为骨间前动脉和骨间后动脉)和掌深支,掌深支与桡动脉末端吻合成掌深弓。

(7)掌浅弓与掌深弓:尺动脉末端与桡动脉的掌浅支吻合成掌浅弓,位于掌腱膜和指浅屈肌腱及其腱鞘之间。弓上分支有小指尺掌侧动脉和 3 条指掌侧总动脉,每条指掌侧总动脉又分为两条指掌侧固有动脉。掌深弓由桡动脉末端与尺动脉的掌深支吻合而成,位于屈指肌腱及其腱鞘的深面。弓的凸侧发出三条掌心动脉分别与相应的指掌侧总动脉相吻合。

3.胸主动脉 降主动脉在膈肌主动脉裂孔以上的部分,分布于胸壁和除心以外的胸腔脏器,其分支有壁支和脏支。

(1)壁支:为9对肋间后动脉和1对肋下动脉。

(2)脏支:主要有支气管支、食管支和心包支。

4.腹主动脉　降主动脉在膈肌主动脉裂孔以下的部分,分布于腹腔脏器和腹壁,其分支有壁支和脏支。

(1)壁支:4对腰动脉、1对膈下动脉。

(2)脏支:有成对的和不成对的两类。成对的脏支有:肾上腺中动脉、肾动脉、睾丸动脉(卵巢动脉)。不成对的脏支有:腹腔干、肠系膜上动脉、肠系膜下动脉三支。

1)腹腔干:为一短干,又分为胃左动脉、肝总动脉、脾动脉三支。分支分布于胃、肝、胆囊、胰、脾、十二指肠等。①胃左动脉:至胃贲门,沿胃小弯向右行,与胃右动脉吻合。②肝总动脉:分为肝固有动脉和胃十二指肠动脉。肝固有动脉分出胃右动脉,至肝门分为左、右支,右支发出胆囊动脉。胃十二指肠动脉分为胃网膜右动脉和胰十二指肠上动脉。③脾动脉:分支有胰支、脾支、胃短动脉、胃网膜左动脉。

2)肠系膜上动脉:分支有胰十二指肠下动脉、空肠动脉和回肠动脉、回结肠动脉(发出阑尾动脉)、右结肠动脉、中结肠动脉。分支分布于胰头、十二指肠、空肠、回肠、盲肠、阑尾、升结肠和横结肠等。

3)肠系膜下动脉:分支有左结肠动脉、乙状结肠动脉、直肠上动脉。分支分布于结肠左曲、降结肠、乙状结肠和直肠上部。

5.髂总动脉　腹主动脉下端分为左、右髂总动脉,髂总动脉又分为髂内动脉和髂外动脉。

(1)髂内动脉:发出脏支和壁支,分布于盆腔脏器和盆壁及部分大腿肌。

1)脏支:主要分支有脐动脉(发出膀胱上动脉)、膀胱下动脉、直肠下动脉、子宫动脉(在子宫颈外侧1~2 cm处跨过输尿管前上方与之交叉)、阴部内动脉(又分支为肛动脉、会阴动脉、阴茎动脉),分支分布于膀胱、直肠、子宫、阴道及会阴部等处。

2)壁支:主要有闭孔动脉和臀上、臀下动脉,髂腰动脉,骶外侧动脉,分支分布于髋关节、臀肌、大腿肌内侧群等处。

(2)髂外动脉:发出腹壁下动脉,延续为股动脉。

(3)股动脉:行经股三角,发出股深动脉,出收肌管,延续为腘动脉。股动脉在腹股沟韧带中点下方可触到搏动。

(4)腘动脉:经腘窝下行,分为胫前动脉、胫后动脉。分支分布于膝关节及其附近诸肌。

(5)胫后动脉:沿小腿后面下行分出腓动脉,至足底分为足底内侧动脉和足底外侧动脉。分支分布于腓骨及其附近诸肌、外踝和跟骨外侧面、足底。

(6)胫前动脉:沿小腿前群肌之间下行,至足背移行为足背动脉。

(7)足背动脉:经𝆰长伸肌腱外侧至第一跖骨间隙再分出两条终支。足背动脉位置

项目八 心血管系统

表浅,在𧿹长伸肌腱的外侧可触及其搏动。

四、实验情境

患者马某,女,64岁。腹痛、腹胀、呕吐为主诉入院,经宝石CT检查发现:肠系膜上动脉中下段栓塞形成,管腔闭塞。明确了诊断,值班医生立即向临床医生报告危急值,临床医生立即采取相应的治疗措施,为患者的准确治疗争取了时间,挽救了患者的生命!

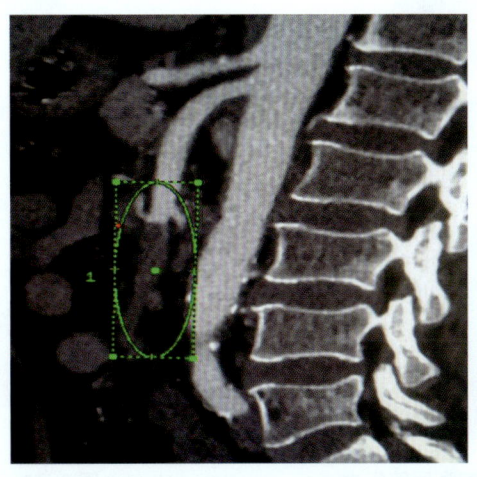

思考:患者肠系膜上动脉栓塞,请问肠系膜上动脉来源于哪个动脉?其主要分支有哪些?该动脉栓塞后,主要引起哪些器官缺血?

五、实验步骤

步骤1.观察心脏肺循环动脉标本(图8-11)及模型,寻找肺动脉干及分支,以及动脉韧带,描述肺循环动脉及分支分布。

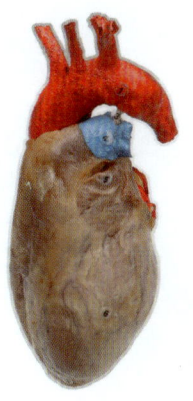
A.前面观

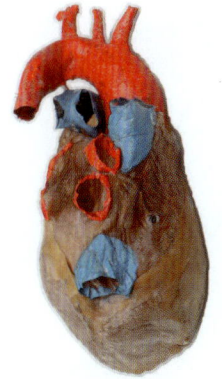
B.后面观

图8-11 肺循环动脉标本

步骤 2. 观察大体解剖标本、胸腹后壁标本(图 8-12)、胸主动脉标本(图 8-13)、胸腹后壁动脉模型,寻找升主动脉、主动脉弓、降主动脉及主要分支,描述主动脉各部的分支分布。

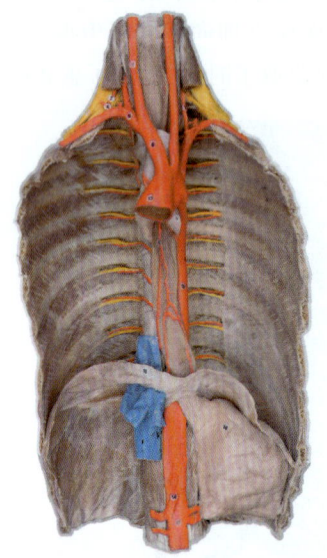

图 8-12 胸腹后壁标本

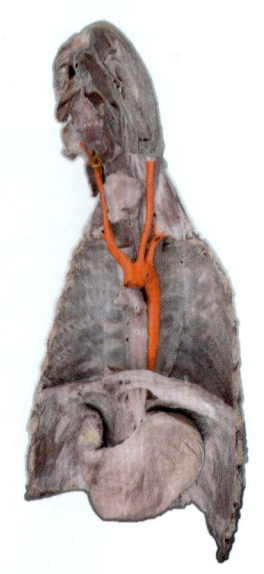

图 8-13 胸主动脉标本

步骤 3. 观察大体标本和头颈部动脉标本,锁骨下动脉、腋动脉及其分支标本,上肢动脉标本(图 8-14、图 8-15、图 8-16、图 8-17),头颈部动脉模型,寻找颈总动脉、颈外动脉、颈内动脉、锁骨下动脉、腋动脉、肱动脉、桡动脉、尺动脉、手部动脉,描述其行程及主要分支分布。

步骤 4. 观察大体解剖标本及胸腹后壁动脉标本,寻找胸主动脉脏支和壁支,描述其分支分布。

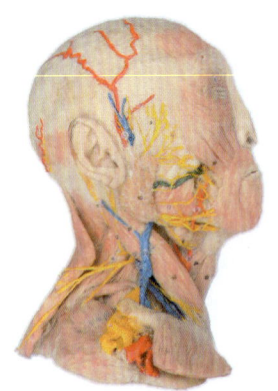

图 8-14 头颈部动脉标本(浅)

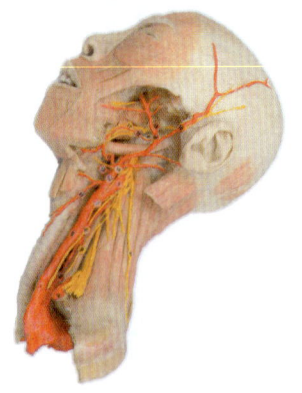

图 8-15 头颈部动脉标本(深)

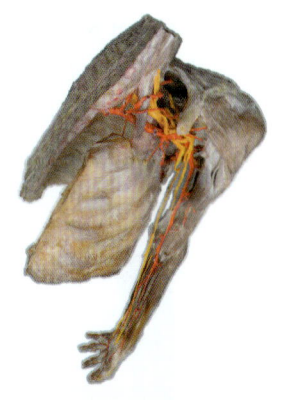
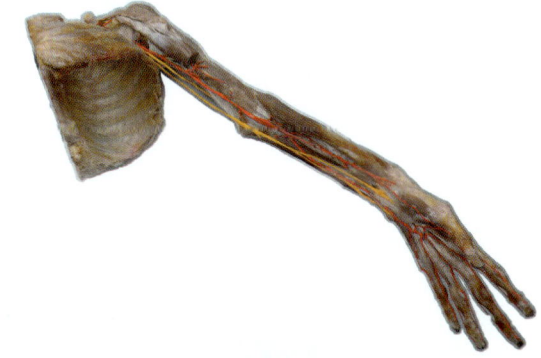

图 8-16　锁骨下动脉、腋动脉及其分支标本　　　　图 8-17　上肢动脉及其分支标本

步骤 5. 观察腹主动脉及其分支标本（图 8-18），腹腔干及其分支标本（图 8-19），肠系膜上、下动脉及其分支标本（图 8-20），双肾及肾上腺标本（示动脉）（图 8-21），寻找腹部成对动脉脏支，肾动脉、肾上腺中动脉、睾丸（卵巢）动脉，以及不成对动脉脏支，腹腔干、肠系膜上动脉、肠系膜下动脉及分支，描述其行程和主要分支分布。

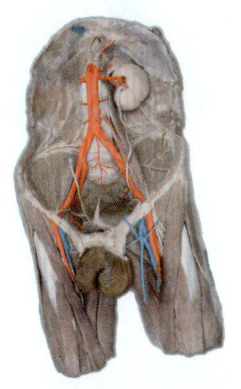
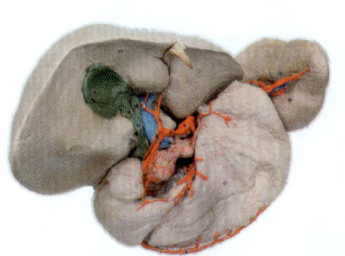

图 8-18　腹主动脉及其分支标本　　　　图 8-19　腹腔干及其分支标本

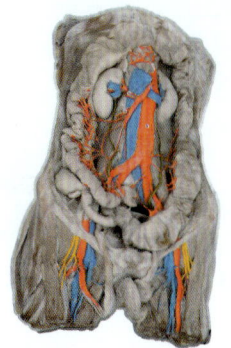
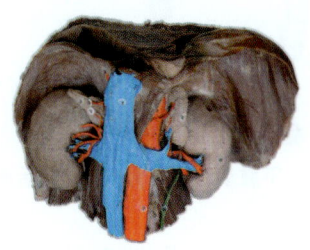

图 8-20　肠系膜上、下动脉及其分支标本　　　　图 8-21　双肾及肾上腺（示动脉）标本

步骤 6.观察大体解剖标本、盆部正中矢状切及下肢动脉标本(图 8-22、图 8-23、图 8-24、图 8-25),盆部动脉模型,寻找髂内动脉、股动脉、腘动脉、胫前后动脉、足背动脉及分支,描述其主要分支分布。

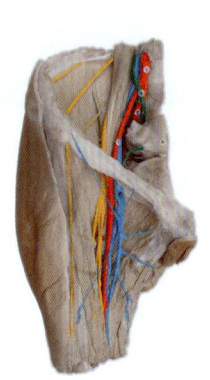

图 8-22　下肢动脉及其分支标本(大腿前面)

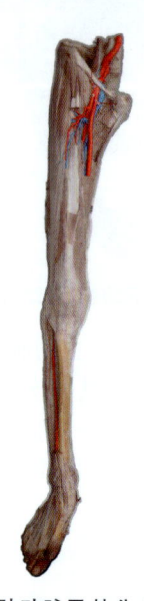

图 8-23　下肢动脉及其分支标本(前面)

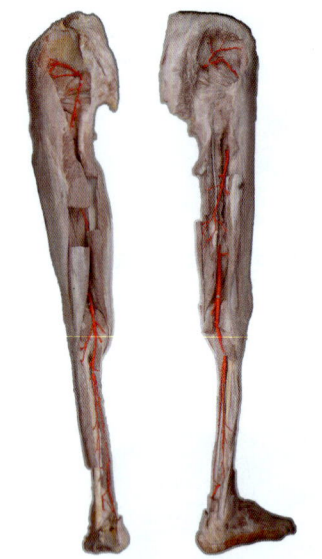

图 8-24　下肢动脉及其分支标本(后面)

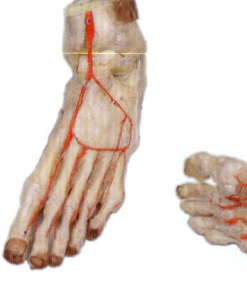

图 8-25　足部的动脉标本

步骤 7.结合活体,找出可以触摸到搏动的动脉,描述动脉名称、分布及临床意义。

六、注意事项

1. 尊重大体解剖标本。
2. 爱护标本和模型,在标本上寻找动脉时避免用力牵拉,保护血管的连续和完整性。
3. 注意动脉、静脉、神经的区分。

七、实验作业

1. 以小组形式,结合大体标本和模型描述主动脉的行程、分部及主要分支、分布。
2. 小组间互相提问,在大体标本上指出胸主动脉、腹主动脉、颈总动脉、面动脉、颞浅动脉、肱动脉、桡动脉、胃左动脉、肝总动脉、脾动脉、回结肠动脉、乙状结肠动脉、直肠上动脉、直肠下动脉、臀上下动脉、股动脉、足背动脉等。依据对方回答的准确性和完整性进行互评并打分。
3. 实验指导教师在实验结束前抽查每组1~2名学生(轮换抽查),提问:颈外动脉、锁骨下动脉、腋动脉、股动脉、腹腔干、肠系膜上动脉、肠系膜下动脉、髂内动脉脏支的主要分支分布。根据回答情况给予评分。

八、思考题

1. 简述主动脉的分部与重要分支。
2. 试述肝、胃、阑尾、小肠、结肠、直肠、子宫、肾的动脉来源。
3. 从股动脉插管到达肝右叶都经过什么途径?
4. 试述人体上可以触摸到搏动的动脉,有何临床意义?

珍爱生命,拒绝网瘾

大学生拒戒网瘾割腕自杀

某大学二年级的学生,深深迷恋网络世界,网络游戏几乎成为他生活的全部。心急如焚又无能为力的父亲不远千里,四次去学校劝慰。在极度绝望中,父亲不得不在饮料中下了安眠药,乘儿子昏迷时将他送到网络成瘾中心"戒毒"。就在入院当晚,学生打碎了屋顶灯管,用玻璃碎片割破了手腕,顿时鲜血直流,因为处理及时,没有造成生命危险。学校同意该学生暂时休学治疗。

在我国的网络成瘾患者中,16~25岁的青少年占85%。网络游戏被称作"电子海洛因",危害之大有目共睹。

作为一名在校大学生,同学们要明确自己的人生方向,拒绝网瘾,珍惜生命。

(李建华〔男〕 张志乾)

任务三　静　脉

一、实验目的

1.掌握上、下腔静脉系的组成;肝门静脉系的组成;头、颈、四肢主要浅静脉。
2.熟悉奇静脉及其属支;腹腔成对脏器的静脉注入部位;门静脉的结构特征。
3.了解临床穿刺的静脉;肝门静脉与上、下腔静脉间的吻合。
4.能够正确定位临床常穿刺静脉血管。
5.宣传义务献血,培养学生大爱无疆、勇于奉献的精神。

二、实验材料

1.大体解剖标本。
2.心脏标本及模型。
3.胸腹后壁静脉标本及模型。
4.上腔静脉及其属支标本。
5.头颈部静脉标本及模型。
6.上肢静脉标本。
7.门静脉及属支标本。
8.门静脉及属支模型。
9.盆部静脉及淋巴结标本。
10.下肢静脉标本。

三、实验内容

(一)肺循环的静脉
肺静脉由左、右肺上静脉和左、右肺下静脉组成,它们起自肺门,注入左心房。

(二)体循环的静脉
体循环的静脉可分为上腔静脉系、下腔静脉系(含肝门静脉系)和心静脉系。

1.上腔静脉系　收集头、颈、上肢、胸壁和除心以外的胸腔器官的静脉血,其主干是上腔静脉。上腔静脉由左、右头臂静脉汇合而成,上腔静脉注入右心房前尚接纳奇静脉。

(1)头臂静脉:由同侧的颈内静脉和锁骨下静脉汇合而成,汇合处的夹角称静脉角,是淋巴导管注入静脉的部位。头臂静脉还接纳椎静脉、胸廓内静脉、甲状腺下静脉及肋间最上静脉等。

(2)头颈部的静脉。

1)颈内静脉:续于乙状窦,收集颅骨、脑、面浅部和颈部大部分区域的静脉回流。有颅内、外两种属支。颅内支包括来自脑、脑膜、颅骨、视器和前庭蜗器等处的静脉,最后经乙状窦注入颈内静脉。颅外属支包括:①面静脉:起自内眦静脉,与面动脉伴行,注入颈内静脉前接受下颌后静脉前支。面静脉缺少静脉瓣,借内眦静脉、眼上静脉与颅内海绵窦相交通,亦可经面深静脉、翼静脉丛、眼下静脉与海绵窦相通,因此鼻根至两侧口角之间有危险三角之称。②下颌后静脉:由颞浅静脉和上颌静脉汇合而成,又分前、后 2 支,分别注入面静脉和颈外静脉。

2)颈外静脉:由下颌后静脉后支、耳后静脉和枕静脉汇合而成,注入锁骨下静脉。主要收纳头皮、面部以及部分深层组织的静脉血。颈外静脉位置表浅,是临床上静脉穿刺部位。

3)锁骨下静脉:续于腋静脉,与颈内静脉合成头臂静脉,主要属支有颈外静脉、腋静脉等。

(3)上肢的静脉:分浅、深两组,其间有广泛的交通,都有静脉瓣。上肢的深静脉与同名动脉伴行,最终注入腋静脉。上肢的浅静脉较为恒定的有:

1)头静脉:起于手背静脉网的桡侧,经前臂前面,肱二头肌外侧上行,注入腋静脉或锁骨下静脉。

2)贵要静脉:起于手背静脉网的尺侧,经前臂尺侧,肱二头肌内侧上行至臂中部注入肱静脉或腋静脉。

3)肘正中静脉:斜行于肘窝皮下,连接头静脉和贵要静脉。肘正中静脉是临床输血、采血和药物注射的常用部位。

(4)胸部的静脉:分胸腹壁静脉和奇静脉系。胸腹部静脉将腹壁浅静脉和胸外侧静脉相连,由此连通上、下腔静脉。奇静脉起自右腰升静脉,穿膈沿脊柱右侧上行,绕右肺根上方注入上腔静脉。收集食管静脉、支气管静脉、右肋间后静脉以及半奇静脉和副半奇静脉的静脉血。奇静脉是沟通上下腔静脉的重要通道之一。

2.下腔静脉系 收集下肢、盆部和腹部的静脉血,其主干为下腔静脉。下腔静脉由左、右髂总静脉汇合而成。沿腹主动脉右侧上行,穿膈的腔静脉孔入胸腔,注入右心房。

(1)下肢的静脉:下肢的深静脉皆与同名动脉伴行,膝关节以下的深静脉有两条静脉与同名动脉伴行。股静脉是腘静脉的直接延续,至腹股沟韧带后方续为髂外静脉。下肢的浅静脉较为恒定的有:

1)大隐静脉:起自足背静脉弓内侧,经内踝前方,膝关节后内侧、大腿前内侧,于耻骨结节外下方穿隐静脉裂孔注入股静脉。大隐静脉沿途收纳小腿和大腿内侧诸静脉,在入隐静脉裂孔前还收纳腹壁浅静脉、阴部外浅静脉、旋髂浅静脉、股内侧浅静脉和股外侧浅静脉等 5 条属支。大隐静脉经内踝前方处位置表浅且恒定,是静脉切开和输液的常用部位。

2)小隐静脉:起自足背静脉弓外侧,经外踝后方,沿小腿后面中线上升,注入腘静脉。主要收纳足外侧和小腿后面的浅静脉。

（2）盆部的静脉。

1）髂内静脉：与髂内动脉伴行，其属支分为脏支与壁支。脏支在器官周围或器官壁内形成广泛的静脉丛，如膀胱、阴道及直肠静脉丛。直肠静脉丛的上部、中部、下部分别合成直肠上静脉、直肠下静脉和肛静脉。

2）髂外静脉：续于股静脉，与同名动脉伴行，收纳同名动脉分布区域的静脉血。主要属支有腹壁浅静脉、旋髂深静脉等。

3）髂总静脉：由髂内和髂外静脉汇合而成，两侧髂总静脉斜行向上以锐角汇合成下腔静脉。

（3）腹部的静脉：主干为下腔静脉，属支有壁支和脏支两组。

1）壁支：有 1 对膈下静脉和 4 对腰静脉，左、右腰静脉之间各有一条腰升静脉纵行串联。

2）脏支：①肾上腺静脉：右侧直接入下腔静脉，左侧者注入左肾静脉。②肾静脉：起自肾门，横向内侧注入下腔静脉。左肾静脉长度几乎是右肾静脉的三倍。左肾静脉收纳左肾上腺静脉和左睾丸(卵巢)静脉。③睾丸静脉：起自睾丸和附睾，形成蔓状静脉丛，右睾丸静脉以锐角注入下腔静脉，左睾丸静脉以直角注入左肾静脉，故临床精索静脉曲张多发生于左侧。卵巢静脉起自卵巢静脉丛，回流途径同睾丸静脉。④肝静脉：有 2~3 支，行于肝实质内，在腔静脉沟处汇合成肝左、中、右静脉直接注入下腔静脉。

3）肝门静脉系：由肝门静脉及其属支组成，收集腹腔除肝以外不成对器官的血液。①肝门静脉的组成：由肠系膜上静脉和脾静脉在胰头后方汇合而成，向右上进入肝十二指肠韧带内达肝门，分左、右支入肝。②肝门静脉系的结构特点：始端和末端均为毛细血管，而且一般无静脉瓣。③肝门静脉的主要属支：有肠系膜上静脉、脾静脉、肠系膜下静脉、胃左静脉、胃右静脉、胆囊静脉、附脐静脉。④肝门静脉系与上、下腔静脉系的吻合：经食管静脉丛与上腔静脉系吻合、经直肠静脉丛与下腔静脉系吻合，通过脐周静脉网分别与上、下腔静脉系吻合。

四、实验情境

患者刘某，男，68 岁。乙肝病史 7 年，既往规律服用拉米夫定 5 年，近两年自行停药。近一年出现乏力，3 日前无明显诱因出现上腹不适，呈饱胀感，继而出现呕血，共呕血 2 次，为暗红色血性物，混有凝血块，总量为 200 mL。不伴有头晕、心悸，无出汗及一过性意识丧失，病程中无腹胀，排黑色稀便 3 次。偶有反酸及胃灼热，由家属急送来我院，急诊以"消化道出血"收入我科。入院查体 T：37 ℃，P：60 次/分，R：18 次/分，BP：110/80 mmHg，贫血貌，结膜苍白，腹软，上腹部轻压痛，无反跳痛及肌紧张，未触及包块，肝脾肋下未触及，移动性浊音阴性，肠鸣音 4 次/分，双下肢无浮肿。

思考：本病例为肝硬化所致消化道出血患者，主要是因为肝门静脉高压，其血液通过吻合支，经上、下腔静脉回流入心。此时吻合部位的静脉增粗，充血而迂曲，曲张静脉一旦破裂可引起大出血。试问：肝门静脉有何特点？属支有哪些？与上、下腔静脉的吻合支有哪些？

五、实验步骤

步骤 1. 观察心脏标本（示肺循环静脉）（图 8-26）和模型，寻找肺静脉，描述肺循环静脉。

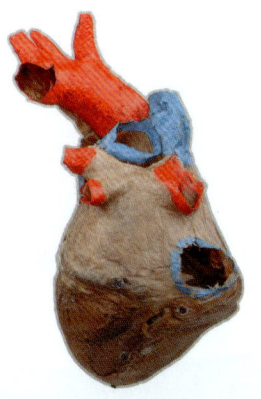

图 8-26 肺循环静脉标本

步骤 2. 观察大体解剖标本、胸腹后壁静脉标本（图 8-27）、上腔静脉及其属支标本（图 8-28），寻找上腔静脉，以及左右头臂静脉、颈内静脉、锁骨下静脉，描述其属支及接收血液范围，以及静脉角构成。

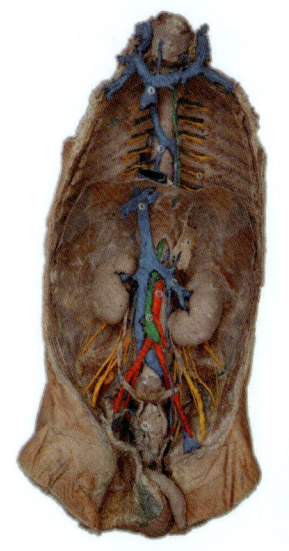

图 8-27 胸腹后壁静脉标本

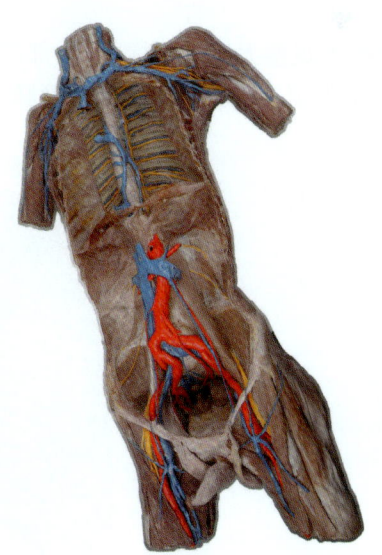

图 8-28 上腔静脉及其属支标本

步骤3.观察大体解剖标本、头颈部静脉标本及上肢静脉标本、头颈部静脉模型(图8-29、图8-30、图8-31),寻找面静脉、下颌后静脉、颞浅静脉,以及颈外静脉,描述其行程、接收血液范围。在上肢标本上寻找头静脉、贵要静脉、肘正中静脉,描述其行程、注入静脉名称。

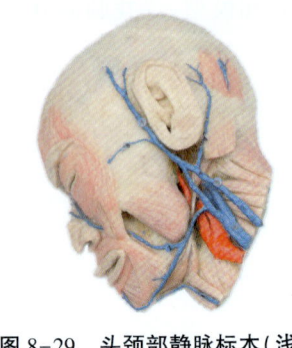　　　　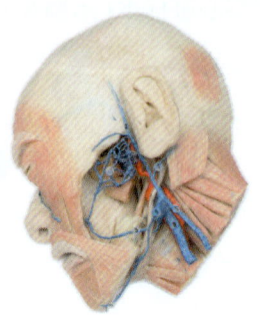

图8-29　头颈部静脉标本(浅)　　　　图8-30　头颈部静脉模型(深)

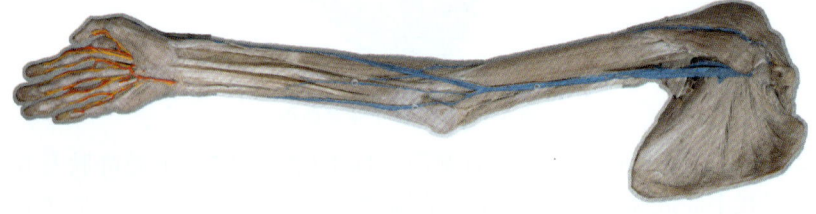

图8-31　上肢静脉标本

步骤4.观察大体解剖标本、胸部的静脉及其属支标本(图8-32)、胸腹后壁静脉模型,寻找奇静脉、半奇静脉、副半奇静脉,描述其属支及接收血液范围。

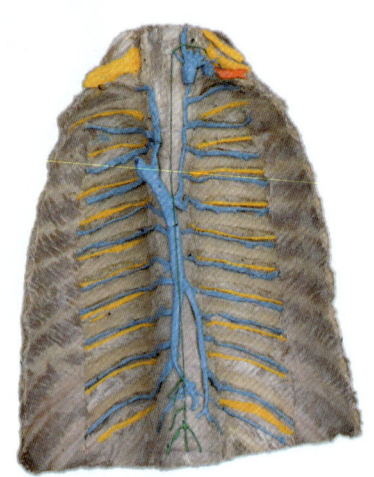

图8-32　胸部的静脉及其属支标本

步骤 5.观察大体标本、胸腹后壁静脉标本,以及下腔静脉及其属支模型、门静脉及其属支标本(图 8-33)和模型,寻找下腔静脉及属支,以及门静脉及其属支:脾静脉、肠系膜上下静脉、胃左静脉、胃右静脉、胆囊静脉、附脐静脉,描述门静脉的特征、组成和接收血液范围,并寻找肾上腺静脉、睾丸(卵巢)静脉、肾静脉,描述其行程、注入静脉名称。

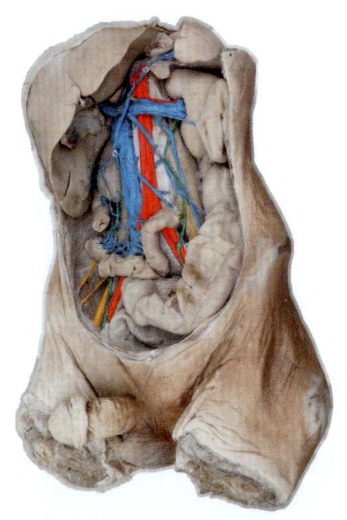

图 8-33 肝门静脉及其属支标本

步骤 6.观察大体解剖标本、盆部静脉及淋巴结标本(图 8-34)、下肢静脉标本(示大隐静脉、小隐静脉及其属支)(图 8-35、图 8-36),寻找髂内外静脉及属支,下肢股静脉及浅静脉大隐静脉、小隐静脉,描述大隐静脉、小隐静脉走行,注入静脉名称。

步骤 7.结合活体,在上肢找出头静脉、贵要静脉、肘正中静脉,在下肢找到大隐静脉、小隐静脉,在颈部找出颈外静脉。

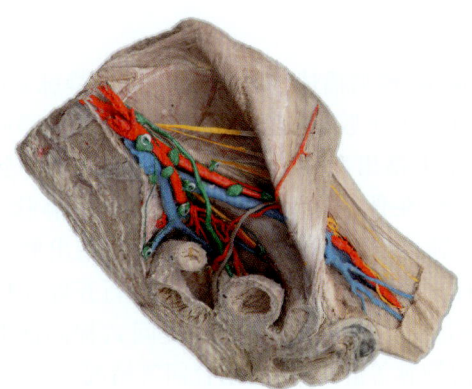

图 8-34 盆部静脉及淋巴结标本

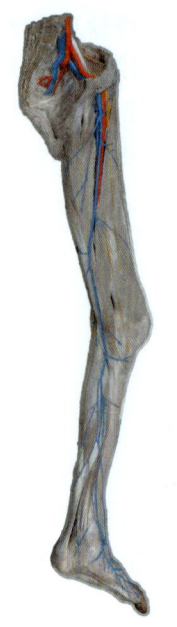 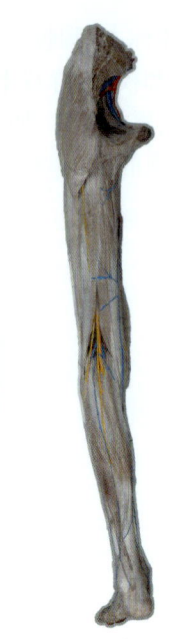

图 8-35　大隐静脉及其属支标本　　　图 8-36　小隐静脉及其属支标本

六、注意事项

1. 尊重大体解剖标本。
2. 爱护标本,在寻找标本上静脉时,因静脉管壁薄,触摸、夹持时要轻柔。
3. 注意动、静脉的区别。
4. 大体解剖标本上浅静脉保留得比较少,多借助模型和活体学习。

七、实验作业

1. 以小组形式,结合标本、模型描述上腔静脉系、下腔静脉系的属支及收集范围。
2. 小组间互相提问,在头颈上肢标本上指出面静脉、颈外静脉、头静脉、贵要静脉、肘正中静脉;在胸腹后壁标本上指出奇静脉、半奇静脉、副半奇静脉、下腔静脉、肾静脉、睾丸(卵巢)静脉、肾上腺静脉;在骨盆及下肢标本上指出髂内静脉、闭孔静脉、臀上下静脉、股静脉、大隐静脉、小隐静脉;在肝门静脉及属支模型上指出肝门静脉及脾静脉、肠系膜上下静脉等属支。依据对方回答的准确性和完整性进行互评并打分。
3. 实验指导教师抽查每组 1~2 名学生(轮换提问),提问面静脉、静脉角、奇静脉、肾静脉、睾丸(卵巢)静脉、门静脉等静脉属支,结合回答情况进行评分。

八、思考题

1. 试述面部疖肿致海绵窦血栓性静脉炎的栓子运行路径。

2.患者阑尾炎,试述从手背静脉网桡侧注入抗菌药物,经过什么途径到达阑尾。

3.口服黄连素排除黄色尿液,以箭头表示黄连素吸收及排出的血管路径。

4.试述肝门静脉组成及注入部位。

5.试述奇静脉、半奇静脉、副半奇静脉的收纳范围及注入部位。

6.试述大隐静脉的走行和收纳范围。

传递爱心,共建和谐社会

无偿献血

血,是生命的源泉;爱,是生命的曙光。无偿献血是一种救死扶伤、无私奉献的高尚行为。无偿献血是一项利国利民的公益事业,是社会公民的义务与责任,是关系社会和谐稳定、家庭幸福安康的民生工程,是一个地区文明进步的标志。每年的6月14日是世界献血日,我们应积极开展无偿献血活动,引导更多的人行动起来,传递爱心,发扬无私奉献的美德,为拯救生命、营造和谐社会做出贡献。

(李建华〔男〕 穆卫卫)

项目九 淋巴系统

任务一 淋巴管道

一、实验目的

1. 掌握右淋巴导管、胸导管的起止、行程、注入部位。
2. 熟悉 9 条淋巴干的名称、位置。
3. 了解胸导管、右淋巴导管收集淋巴的范围；人体各部位淋巴管和淋巴结，以及乳房、胃等重要器官的淋巴回流。

二、实验材料

1. 大体解剖标本。
2. 胸腹后壁（示静脉和淋巴导管）标本。
3. 淋巴干和右淋巴导管模型。
4. 胸导管及腹、盆部淋巴结模型。
5. 头颈部的淋巴管和淋巴结标本及模型。
6. 乳房的淋巴引流和腋淋巴结标本及模型。
7. 全身浅、深淋巴管和淋巴结模型。

三、实验内容

（一）毛细淋巴管

以盲端起于组织间隙，互相吻合成网，与毛细血管伴行，腔大、壁薄，通透性大于毛细血管。

（二）淋巴管

管壁较薄，管径较细，瓣膜较多，外观呈串珠状。分浅、深两组，二者间有广泛的交通。淋巴管在向心行程中要经过一个或多个淋巴结。

(三)淋巴干

全身共有9条淋巴干,即左、右颈干,收集头颈部淋巴;左、右锁骨下干,收集上肢和部分胸壁的淋巴;左、右支气管纵隔干,收集胸腔器官和部分胸腹壁的淋巴;左、右腰干,收集下肢、盆部和腹腔内成对器官及部分腹壁的淋巴;肠干,收集腹腔内不成对器官的淋巴。

(四)淋巴导管

1.胸导管 起于第1腰椎体前面呈囊状膨大的乳糜池,由左、右腰干和肠干汇合而成。胸导管经膈的主动脉裂孔入胸腔,沿脊柱右前方上行,后偏向左侧。出胸廓上口达颈根部,向前下弯曲注入左静脉角。在注入静脉角前还收纳左颈干、左锁骨下干和左支气管纵隔干。胸导管收集下半身和左侧上半身,即人体3/4的淋巴回流。

2.右淋巴导管 为一短干,由右颈干、右锁骨下干和右支气管纵隔干汇合而成,注入右静脉角。收集右上半身,人体1/4的淋巴回流。

四、实验情境

患者王某,男,20岁。因迅速进展的左臂疼痛和红斑至医院急诊。患者在参加曲棍球比赛时左手中指受伤,在这之前,均未觉异常。当天夜里,患者手部疼痛难忍,同时出现向手腕蔓延的红斑,因此至医院就医。查体 T:36.7 ℃,P:64 次/分,BP:139/85 mmHg。左手中指出现小水疱或脓肿,红肿、热痛,流线状向肘部蔓延。几小时之内,红肿便蔓延至腋下。

思考:患者为外伤引发急性淋巴管炎。手部外伤出现红斑向手腕蔓延,并流线状向肘部及腋下蔓延,请给予解释。

五、实验步骤

步骤1.观察大体解剖标本、胸腹后壁标本(示静脉及淋巴导管),胸导管及腹、盆部淋巴结模型,寻找右淋巴导管、胸导管,描述其行程、注入部位。

步骤2.观察淋巴干和淋巴导管模型、胸导管及腹、盆部淋巴结模型,寻找9条淋巴干,描述9条淋巴干的名称,以及收集淋巴的范围。

步骤3.观察全身浅、深淋巴管和淋巴结模型,头颈部的淋巴管和淋巴结标本(图9-1)及模型,乳房的淋巴引流和腋淋巴结标本(图9-2)及模型等,寻找相应部位的淋巴管和淋巴结,描述头颈部、腋窝、腹股沟等部位的淋巴管和淋巴结分布。

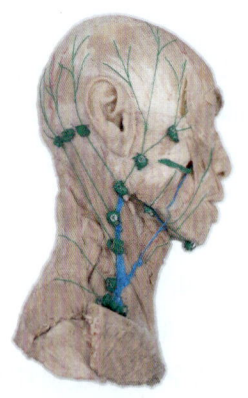
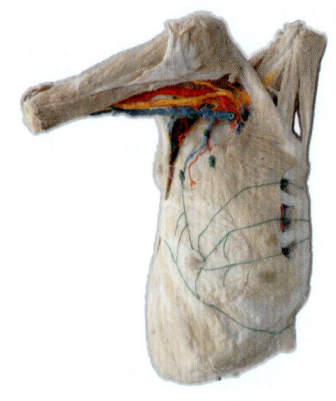

图 9-1　头颈部的淋巴管和淋巴结标本　　图 9-2　乳房的淋巴引流和腋淋巴结标本

六、注意事项

1. 尊重大体解剖标本，爱护模型。
2. 在标本上观察淋巴导管，主要寻找胸导管，其他内容要借助模型进行学习。
3. 注意理解淋巴管和静脉的关系。

七、实验作业

1. 以小组形式，结合模型描述淋巴干、淋巴导管的名称。
2. 小组间互相提问，在胸腹后壁标本上，指出乳糜池，以及胸导管行程；在胸导管及腹、盆淋巴结模型上找出 9 条淋巴干。依据对方回答的准确性和完整性进行互评并打分。
3. 实验指导教师抽查每组 1~2 个学生，提问：9 条淋巴干名称，收集淋巴范围，右淋巴导管和胸导管收集哪些淋巴干淋巴。根据回答情况进行评分。

八、思考题

1. 根据上面临床病例，你还能举出其他部位淋巴管炎例子吗？
2. 试述胸导管和右淋巴导管的收纳范围和注入部位。
3. 简述 9 条淋巴干的名称，以及收纳淋巴的范围。

知识拓展

淋巴管瘤

　　淋巴管畸形以往称为"淋巴管瘤"，是常见的一种先天性脉管畸形疾病，它是由于淋巴管增生和扩张而形成的。淋巴管瘤是一种良性肿瘤，主要由内皮细胞排列的管腔构成，其中充满淋巴液，属于错构瘤的一种，并非真正的肿瘤。常见的临床表现为囊性肿块,质软。病灶可发生于全身含淋巴管网的任何部位,最常见于头颈部。当病灶伴有囊内出血,或感染以及创伤时,病灶体积可迅速增长,对临近的结构组织产生压迫,对患儿不论是在功能上还是在外观上都会产生一定的影响,严重者可出现语言障碍以及呼吸困难等。

(李建华〔男〕 王登科)

任务二 淋巴器官

一、实验目的

1.掌握脾的位置和形态。
2.熟悉胸腺的位置;头颈部淋巴结、腋窝淋巴结、腹股沟淋巴结的位置;腭扁桃体的位置、形态。
3.了解淋巴器官功能。
4.能够通过肿大的淋巴结寻找病变位置。

二、实验材料

1.大体解剖标本。
2.脾脏标本及模型。
3.儿童胸部器官标本(示胸腺)。
4.淋巴结模型。
5.全身淋巴结分布模型。
6.乳房的淋巴引流和腋淋巴结标本及模型。
7.胸导管及腹、盆淋巴结模型。
8.胸腺的形态位置模型。
9.超轻彩色黏土。

三、实验内容

(一)胸腺

胸腺分为不对称的左、右叶,借结缔组织相连。胸腺大部分位于胸腔上纵隔前份,小部分向下伸入前纵隔,其上端有时可突入颈根,达甲状腺下缘。胸腺的结构与功能状态随年龄有明显改变。青春期后开始萎缩,逐渐由脂肪组织取代。

(二)淋巴结

1.头部的淋巴管和淋巴结 头部的淋巴结多位于头颈交界处,由后向前依次为枕淋巴结、乳突淋巴结、腮腺淋巴结、下颌下淋巴结和颏下淋巴结等。收纳头面部浅层的淋巴,直接或间接汇入颈外侧深淋巴结。

2.颈部的淋巴管和淋巴结 分为颈前淋巴结和颈外侧淋巴结。

(1)颈前淋巴结:分浅、深两群,位于颈前静脉周围以及舌骨下方和喉、甲状腺、气管等器官的前方。收纳颈前部浅层和上述器官的淋巴,其输出管注入颈外侧深淋巴结。

(2)颈外侧淋巴结:分浅、深两群。

1)颈外侧浅淋巴结:沿颈外静脉排列,主要收纳颈部浅层淋巴,并汇集乳突淋巴结、枕淋巴结及部分下颌下淋巴结的输出管,其输出管注入颈外侧深淋巴结。

2)颈外侧深淋巴结:沿颈内静脉排列,在颈根部的淋巴结常沿锁骨下动脉及臂丛排列。颈外侧深淋巴结直接或通过头颈部浅淋巴结收纳头颈部、胸壁上部、乳房上部和舌、咽、腭扁桃体、喉、气管、甲状腺等器官的淋巴管,其输出管汇成颈干,左侧者注入胸导管,右侧者注入右淋巴导管,汇入处常缺乏瓣膜。颈外侧深淋巴结中较重要的淋巴结有咽后淋巴结、颈内静脉二腹肌淋巴结、颈内静脉肩胛舌骨肌淋巴结、锁骨上淋巴结。临床上鼻咽癌时首先转移至咽后淋巴结;舌尖癌时首先转移至颈内静脉肩胛舌骨肌淋巴结;食管癌和胃癌后期,癌细胞可沿胸导管或颈干逆流至左锁骨上淋巴结。

(3)上肢的淋巴管和淋巴结:浅淋巴管较多,浅、深淋巴管都直接或间接注入腋淋巴结。腋淋巴结分5群:外侧淋巴结、胸肌淋巴结、肩胛下淋巴结向中央淋巴结引流,中央淋巴结向尖淋巴结引流,尖淋巴结输出管组成锁骨下干。

(4)胸部的淋巴管和淋巴结。

1)胸壁的淋巴管和淋巴结:包括胸骨旁淋巴结、肋间淋巴结和膈上淋巴结,这些淋巴结的输出管分别注入纵隔前、后淋巴结或参与支气管纵隔干而汇入淋巴导管。

2)胸腔脏器的淋巴引流由支气管肺门淋巴结到气管支气管淋巴结,再到气管旁淋巴结,其输出管与纵隔前淋巴结的输出管汇合成左、右支气管纵隔干,分别注入胸导管和右淋巴导管。

(5)腹部的淋巴管和淋巴结:腹前壁淋巴管,脐以上向腋淋巴结引流,脐以下向腹股沟浅淋巴结引流。腹后壁、腹腔成对脏器、髂总淋巴结的淋巴向腰淋巴结引流。腰淋巴结的输出管汇合成左、右腰干。腹腔不成对脏器的淋巴管向腹腔淋巴结、肠系膜上淋巴结、肠系膜下淋巴结引流,它们的输出管共同汇合成一条肠干。

(6)盆部的淋巴管和淋巴结:髂外淋巴结、髂内淋巴结向髂总淋巴结引流,髂总淋巴结输出管注入腰淋巴结。

(7)下肢的淋巴管和淋巴结。

1)腹股沟浅淋巴结:上组沿腹股沟韧带排列,下组位于大隐静脉末端周围,输出管向腹股沟深淋巴结引流。

2)腹股沟深淋巴结:位于股静脉根部周围。输出管向髂外淋巴结引流。

(三)脾

脾位于左季肋区,第9~11肋的深面,其长轴与第10肋一致。脾的内侧面为脏面,脏面中央有脾门。脾的上缘前部有2~3个脾切迹,是临床脾肿大时触诊脾的标志。

(四)扁桃体

扁桃体是临近外界的周围淋巴器官,包括腭扁桃体、咽扁桃体和舌扁桃体,其中以腭扁桃体最重要。

腭扁桃体位于腭舌弓与腭咽弓之间,呈扁卵圆形,内侧面朝向咽腔,外侧面朝向咽壁。

四、实验情境

患者王某,男,27岁。骑自行车时被汽车撞伤,伤后感左季肋疼痛,持续性,并逐渐扩散全腹,伴有口渴,头晕,不能行走。站立时,头晕加剧,并有心悸气短,被他人急送到医院。病人受伤后,无呕血及血便,无明显呼吸困难,未排尿。

体格检查 T:36.8 ℃,P:110 次/分,BP:90/60 mmHg,急性痛苦面容,表情淡漠,回答问题尚准确,面色苍白,贫血貌。气管居中,胸廓无畸形,双侧呼吸运动对称,左季肋皮肤有肿胀,胸廓无挤压痛,双肺叩诊清音,听诊呼吸音无减弱,未及干湿啰音。心界不大,各瓣膜听诊区未听到杂音。腹略胀,腹式呼吸减弱,全腹压痛阳性,轻度肌紧张及反跳痛,肝脾未及,肝上界在右锁骨中线第五肋间,移动浊音阳性,腹部听诊肠鸣音减弱。

辅助检查:
血常规 WBC:9.8×10^9/L,HB:105 g/L。
诊断意见:
1. 低血容量性休克。
2. 腹腔实质脏器破裂出血(脾破裂)。

思考:患者骑自行车时被汽车撞伤,造成脾破裂,引起大量失血。试问:脾的位置?脾的形态?

五、实验步骤

步骤1.观察大体解剖标本、儿童胸部器官标本(示胸腺)(图9-3),胸腺的形态和位置模型,描述胸腺的位置、形态。

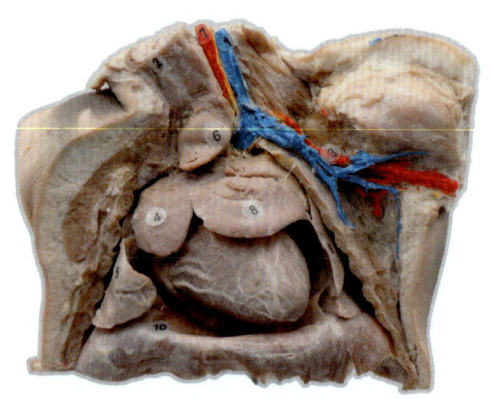

图9-3 儿童胸部器官标本(示胸腺)

步骤2.观察大体解剖标本(腹腔)、脾脏标本(图9-4)、脾脏模型,寻找脾,描述脾的位置、形态。

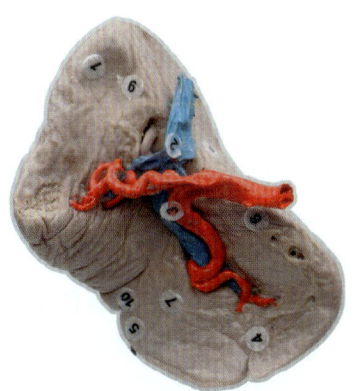

图 9-4　脾脏标本

步骤 3.观察淋巴结模型,观察全身浅、深淋巴管和淋巴结模型,以及头颈部的淋巴管和淋巴结标本及模型,观察乳房的淋巴引流和腋淋巴结标本及模型、盆部静脉及淋巴结标本、膈上及胸骨旁淋巴结标本(图 9-5),以及胸导管及腹、盆部淋巴结模型等,寻找各部位淋巴结,描述淋巴结形态,各部位淋巴结分布。

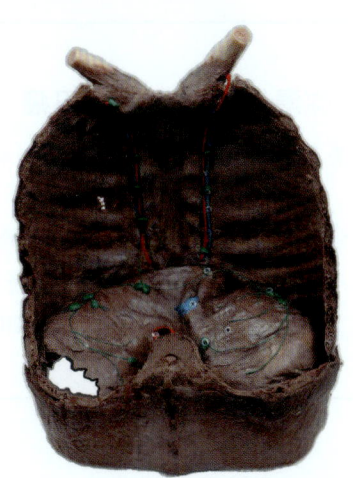

图 9-5　膈上及胸骨旁淋巴结标本

步骤 4.观察头颈部正中矢状切标本和模型,寻找口咽部腭扁桃体,并在活体上对照观察,描述腭扁桃体的位置和形态。

六、注意事项

1.尊重大体解剖标本。爱护分离标本和模型。
2.胸腺要在儿童胸部标本上寻找,淋巴结在大体标本上不易找到,要借助模型学习。
3.观察腭扁桃体标本后,要注意和活体上对比。

七、实验作业

1.以小组形式,结合模型描述胸腺、脾、腭扁桃体的位置、形态和结构。

2.小组间互相提问,在胸腺的形态和位置模型上指出胸腺位置;在头颈部的淋巴结、乳房淋巴引流和腋淋巴结、胸导管及腹、盆部淋巴结模型上指出淋巴结分布;在大体解剖标本上指出脾位置和形态。依据对方回答的准确性和完整性进行互评并打分。

3.实验指导教师每组抽查1~2名学生,提问:胸腺的位置,人体主要淋巴结群,脾的位置,腭扁桃体位置等。根据回答情况进行评分。

4.每个小组结合所学脾的外形和结构,用超轻彩色黏土制作出等比例大小的脾模型,要求外观精美,结构清晰准确。指导老师根据各组作品的完整性、准确性及美观性进行打分。

八、思考题

1.腋淋巴结分哪几群?

2.胃癌时,为什么引起左侧锁骨上淋巴结肿大?

3.简述脾的位置、形态。

知识拓展

弥漫性大 B 细胞淋巴癌

2009年6月5日清晨,某著名播音员因患非霍奇金淋巴瘤,医治无效,在北京逝世,终年48岁。

淋巴瘤与淋巴组织的免疫应答反应中增殖分化产生的各种免疫细胞有关,是免疫系统的恶性肿瘤。根据淋巴瘤组织病理学上的特点,可将其分为霍奇金病(DH)和非霍奇金淋巴瘤(NHL)两大类。弥漫性大 B 细胞淋巴瘤(DLBCL)是最常见的非霍奇金淋巴瘤。

(李建华〔男〕 穆卫卫)

模块四 感觉器

项目十 视器

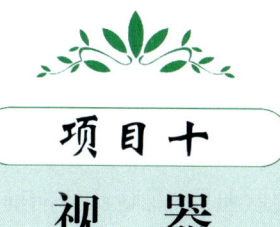

任务一 眼球

一、实验目的

1. 掌握眼球的组成,眼球壁的构成,眼球壁各部形态、结构及其功能;眼球内容物的组成,眼房的位置、分部,房水的产生和循环途径,晶状体、玻璃体的位置、形态;眼屈光系统的组成。

2. 熟悉视器的组成,眼球的位置和外形。

3. 具备看标本识结构的能力及正确使用手术刀、手术剪等器械的技能,运用所学知识解释和分析视觉形成、近视、远视、青光眼、白内障等生理、病理现象的能力。

4. 能将所学知识运用于生活习惯,开展科普宣教和健康教育;对器官移植有科学的认识,深刻了解器官移植的社会意义,树立正确的世界观;积极向社会宣传器官移植和遗体捐献等相关知识。

二、实验材料

1. 眼球放大模型。
2. 新鲜动物眼(牛眼或羊眼)。
3. 超轻彩色黏土。

三、实验内容

1. 眼球壁

(1)纤维膜。

角膜:纤维膜的前 1/6 为角膜,无色,透明,无血管,有丰富的感觉神经末梢,有屈光作用。

巩膜:纤维膜的后 5/6 为巩膜,白色,不透明。巩膜与角膜交界处的深部有一环形细管,称巩膜静脉窦。

(2)血管膜。

虹膜:位于血管膜的最前部,为圆环形,中央的孔为瞳孔,瞳孔周围有瞳孔括约肌和瞳孔开大肌。

睫状体:体内含有睫状肌,睫状肌收缩,睫状体向前内移位,通过睫状小带调节晶状体曲度。

脉络膜:占血管膜的后2/3,含有丰富的血管和色素细胞。

(3)视网膜。

视网膜盲部:虹膜和睫状体内面的视网膜,无感光作用,称视网膜盲部。

视网膜视部:脉络膜内面的视网膜。视神经起始处的视网膜上有一圆盘形的隆起,称视神经盘,此处无感光作用。视神经盘颞侧的稍下方3.5 mm处,有一黄色小区,称黄斑,其中央凹陷,称中央凹,是视觉最敏锐的部位。

2.眼球内容物　包括房水、晶状体、玻璃体。与角膜共同组成屈光系统。

(1)眼房和房水:眼房为角膜与晶状体之间的腔隙,被虹膜分成前房和后房。前房的周边,即虹膜与角膜之间的夹角,称虹膜角膜角,又称前房角。房水由睫状体产生,从后房经瞳孔流到前房,再在前房角处流入巩膜静脉窦,最后汇入眼静脉。

(2)晶状体:无色,透明,无血管和神经,富有弹性的双凸透镜结构,其周缘借睫状小带连于睫状体。看近物时,睫状肌收缩,睫状体向前内移位,睫状小带松弛,晶状体因弹性回缩而变厚,曲率加大,屈光度增大。看远物时则相反。

(3)玻璃体:充满于晶状体与视网膜之间的胶状物质,具有屈光和支撑视网膜的作用。

四、实验情境

患者李某,女,55岁,环卫工人。主诉右眼球胀痛、视物模糊来医院就诊,检查发现:右眼球变硬,眼压9.8 Kp。初步诊断:右眼青光眼。

思考:患者右眼青光眼,其房水循环发生了障碍。正常情况下,房水循环是怎么进行的呢?

五、实验步骤

步骤1.在眼球放大模型上观察眼球的外形和结构,眼球壁的三层膜,每层的分部、特点及眼球内容物的组成、位置及特点。

步骤2.用新鲜牛眼或羊眼,边解剖边观察。牛眼的结构与人眼基本相似,但较人眼大。

(1)先观察新鲜羊眼标本,辨认眼球和眼副器,寻认视神经,以此分辨眼球的前极和后极。然后剥去眼睑、眶脂体、眼球外肌等眼副器,观察眼球的外形。

(2)取一只新鲜羊眼做水平切或矢状切,先由外向内依次观察眼球壁的三层膜、每层膜的各个部分所占的比例及它们之间的连续关系:①外层的为纤维膜,纤维膜前1/6为角膜,无色、透明。后5/6为巩膜,白色、不透明。②中间层为血管膜,血管膜最前方的一部分为虹膜,位于角膜的后方,呈圆环状,黑色、不透明,中央的孔为瞳孔。虹膜向后外延续为睫状体,是血管膜中最肥厚的部分,其内面前部有许多向内突出呈放射状排列的皱襞,即睫状突。血管膜的后2/3为脉络膜,含有丰富的血管和色素细胞。③内层为视网膜,虹膜和睫状体内面的视网膜,无感光作用,称视网膜盲部。脉络膜内面的视网膜称视部,视神经起始处的视网膜上的一圆盘形隆起为视神经盘。

然后由前向后依次观察眼球内容物的组成、位置及形态:①角膜和晶状体之间的眼房被虹膜分隔成前房和后房,二者借瞳孔相通,其内循环流动着无色透明的房水。②晶状体为富有弹性的双凸透镜结构,无色、透明,其周缘借睫状小带连于睫状体。③充满于晶状体与视网膜之间的胶状物质为玻璃体,无色、透明。

最后观察角膜和虹膜之间的前房角,沿前房角将虹膜从巩膜上轻轻撕开,可见在撕开处有两条白线夹着一条蓝色的浅沟,此即巩膜静脉窦。

(3)另取一只新鲜羊眼做冠状切,在眼球冠状切前半部的标本上由后向前依次观察以下结构:①充满于眼球内的透明胶状物,即为玻璃体。②小心地将玻璃体除去,玻璃体前方透明的为晶状体。③围绕在晶状体周围的黑色环形增厚部分为睫状体,其内面前部有许多向内突出呈放射状排列的皱襞,即睫状突,晶状体与睫状突之间有纤细的睫状小带。④去除晶状体,可见位于其前方呈冠状位的圆环为虹膜,虹膜中央的孔称瞳孔。⑤眼球壁外层前部的透明薄膜为角膜。⑥角膜与晶状体之间的间隙称眼房,被虹膜分为前房和后房,前房和后房借瞳孔相通。

在眼球冠状切面标本的后半部上,由前向后观察下列内容:①透过玻璃体可见到乳白色的视网膜。②在视网膜上可见红色细线状的视网膜中央动脉的分支,各支都来自视神经盘。③去除玻璃体和视网膜(视网膜易从眼球壁剥离),可见一层黑褐色的薄膜即脉络膜。④脉络膜外周的一层乳白色结构即巩膜。

步骤3.在活体上观察结膜、角膜、巩膜、虹膜、瞳孔等结构。乳白色部分即巩膜。因角膜和前房内的房水均为无色、透明,透过二者看到的黑褐色部分是虹膜。观察活体虹膜的颜色及环形、放射形的纹理。通过改变光线的明暗程度,观察瞳孔大小的变化。

六、注意事项

1.此次实验标本小而且少,要注意配合模型,实验过程中要注意对模型的维护。

2.使用手术刀、手术剪等器械时要小心操作,避免误伤,如果出现误伤,请及时报告指导老师,立即用实验室内配备的酒精/碘酊消毒。

3.动物眼球和人眼球存在一定的差异,两者要互相结合,对比学习。
4.能在活体上看到的尽量在活体上观察,活体观察要严肃认真。

七、实验作业

1.以小组为单位提问:结合模型描述眼球壁的结构和功能,眼球壁各层的分部及特点,眼球内容物的组成,眼球内容物各部分的位置及形态特点。指导老师根据回答情况进行点评打分。

2.小组间互相提问,在动物眼球标本上找到角膜、巩膜、虹膜、瞳孔、睫状体、脉络膜、视网膜、视神经盘、晶状体、玻璃体等。每个小组依据对方回答的准确性和完整性进行互评并打分。

3.每个小组结合所学眼球的外形和结构,用超轻彩色黏土制作出放大的眼球模型,要求外观精美,结构清晰准确。指导老师根据各组作品的完整性、准确性及美观性进行打分。

八、思考题

1.结合实验情境,思考引起房水循环障碍的原因有哪些?
2.看近物和看远物时,眼球是如何调节的?近视和远视又是如何形成的?

医疗保障,利民惠民

百万贫困白内障患者复明工程

凡是各种原因如老化、遗传、局部营养障碍、免疫与代谢异常、外伤、中毒、辐射等,都能引起晶状体代谢紊乱,导致晶状体蛋白质变性而发生混浊,称为白内障,此时光线被混浊晶状体阻扰无法投射在视网膜上,导致视物模糊。白内障多见于40岁以上,且随年龄增长而发病率增多。目前,白内障仍是我国致盲的首要原因。我国白内障等致盲性眼病主要发生在农村地区,广大农村是开展白内障复明手术的主战场,县医院是主阵地。

"百万贫困白内障患者复明工程"项目由卫生部、财政部和中国残联共同牵头,是列入国家医改的重大公共卫生的服务项目,旨在让更多的贫困白内障患者接受复明手术,解决其因病致盲的问题并减轻其就医负担。项目的内容是对全国贫困白内障患者进行筛查,并为100万例贫困白内障患者进行复明手术,对手术费用给予补助。此项目启动以来,卫生部、中国残联根据各地贫困人口数量、贫困白内障患者分布情况、防盲治盲工作基础、"中西部地区儿童先天性疾病和贫困白内障患者复明救治项目"执行情况,共计为全国21.1万名贫困白内障患者实施了复明手术。

截至目前,中国大陆"城镇职工基本医疗保险、城镇居民基本医疗保险、新型农村合作医疗"三大基本医疗保障制度已覆盖大陆超过93%的人口,成为世界上最大的医疗保障制度。

我国的医疗保障利民惠民,一方面保障了全体参保人员的利益,另一方面为国民健康、医疗卫生事业的发展提供稳定的资金来源,解决好了老百姓关心的医疗保障问题,改善了民生,对于构建和谐社会起到积极的促进作用。

(侯小丽)

任务二　眼副器

一、实验目的

1.掌握眼球外肌的名称、位置和作用；结膜的形态和分部；泪器的组成、形态、位置和开口。

2.熟悉视网膜中央动脉的走行、分支和分布。

3.了解眼睑的形态和构造、眶脂体和眶筋膜的形态特点；眼动脉的走行和分布、眼静脉的回流。

4.具备看标本识结构的能力以及正确使用手术刀、手术剪等器械的技能。

5.深刻了解器官移植的社会意义，对器官移植有科学的认识；向社会宣传器官移植和遗体捐献等相关知识，树立正确的世界观。

二、实验材料

1.眼球外肌的模型。

2.眼睑层次解剖标本，完整颅骨标本。

3.新鲜动物眼（牛眼或羊眼）。

4.检眼镜。

三、实验内容

1.眼睑　分上睑和下睑，内眦和外眦，睑缘、睑板、睑缘腺。

2.结膜　分睑结膜和球结膜，结膜上穹、结膜下穹和结膜囊。

3.泪器　包括泪腺和泪道，泪道又包括泪点、泪小管、泪囊和鼻泪管。

4.眼球外肌　共7条，即上睑提肌、内直肌、外直肌、上直肌、下直肌、上斜肌和下斜肌。上睑提肌提上睑，开大睑裂，运动眼球的内、外、上、下直肌和上、下斜肌，收缩时使眼球前极分别转向内侧、外侧、内上、内下、外下方和外上方。

5.眼的血管

（1）眼的动脉：为颈内动脉在颅内的分支眼动脉，分布于眼球和眼副器。眼动脉的重要分支是视网膜中央动脉，它穿入视神经内行至视神经盘，分成4支，分别为视网膜鼻侧上小动脉、视网膜颞侧上小动脉、视网膜鼻侧下小动脉和视网膜颞侧下小动脉。

（2）眼的静脉：主要有眼上静脉和眼下静脉。眼静脉向后入颅腔汇入海绵窦，向前与面静脉吻合，因缺乏静脉瓣，所以面部感染可经眼静脉侵入颅内。

四、实验情境

患者王某,女,52岁。主诉:双眼异物感,灼热痒痛,沙涩不适,畏光流泪1月余。分泌物多而黏稠,滴0.1%利福平滴眼剂,涂0.5%四环素眼膏后症状时轻时重,近来感视物不清。检查:右眼视力0.5,左眼视力0.6。上睑结膜充血,乳头增生成片,可见白色条纹。上、下穹部结膜满布滤泡形如蛙卵。角膜上方混浊,可见新生血管伸入。诊断:沙眼Ⅰ期(双眼)。

思考:沙眼是结膜炎的一种,结膜的位置、形态和结构是怎样的呢?

五、实验步骤

步骤1. 取新鲜动物眼,观察上、下睑缘和睫毛,内眦和外眦,上、下睑缘在近内眦处的泪点,睑结膜和球结膜以及结膜上、下穹,泪腺,眶脂体,眼球外肌等。

步骤2. 利用眼球外肌模型,观察上、下直肌,内、外直肌,上、下斜肌的位置和肌纤维方向,模拟并理解它们对眼球运动的作用。

步骤3. 在完整颅骨标本上,观察泪腺窝、泪囊窝和鼻泪管的位置。理解泪器各组成部分的位置关系,以及泪液的分泌和排出途径。

步骤4. 利用眼睑层次解剖标本观察眼睑的结构。

步骤5. 在活体上经检眼镜观察视网膜中央动脉、静脉在视网膜的分布。

步骤6. 在活体上观察以下结构:①上、下睑缘和睫毛;②内眦和外眦;③上、下睑缘在近内眦处的泪点;④睑结膜和球结膜以及结膜上、下穹。

六、注意事项

1.实验过程中要注意对标本和模型的维护。

2.使用手术刀、手术剪等器械时要小心操作,避免误伤,如果出现误伤,请及时报告指导老师。

3.动物眼和人眼存在一定的差异,两者要互相结合,对比学习。

4.能在活体上看到的尽量在活体上观察,活体观察要严肃认真。

5.观察时,一定要将其放在解剖位置上仔细观察和体会。

七、实验作业

1.以小组为单位提问:结合模型描述眼球外肌,并做出这些肌收缩的动作。指导老师根据回答情况进行点评打分。

2.小组间互相提问,在动物眼标本上找到各眼球外肌、眼睑、结膜、泪腺等。依据对方回答的准确性和完整性进行互评并打分。

献身医学，贡献卓越

沙　眼

　　沙眼是由微生物沙眼衣原体感染所致的一种慢性传染性结膜角膜疾患，潜伏期约5~12日，双眼发病。因其在睑结膜表面形成粗糙不平的外观，形似沙砾，故名沙眼。本病病变过程早期结膜有浸润如乳头、滤泡增生，同时发生角膜血管翳；晚期由于受累的睑结膜发生瘢痕，以致眼睑内翻畸形，加重角膜的损害，可严重影响视力甚至造成失明。对于出现沙眼早期症状的患者，需要及早就医控制病情，以防止进一步传播。

　　汤飞凡是我国第一代病毒学家，最早研究支原体的微生物学家之一。汤飞凡幼年常听父亲谈论维新、改革，"学西方、学科学，振兴中华"。这些思想不知不觉地透进了他幼小的心灵。他从小在家乡看到穷苦农民贫病交加，中国人被人讥笑为"东亚病夫"，就立志学医，意欲振兴中国的医学。汤飞凡天赋并不过人，但倔强好胜，学习极为刻苦。1921年汤飞凡从湘雅医学院毕业，获医学博士学位。1954年以后，汤飞凡致力于对沙眼病原体的研究。1955年，他和助手黄元酮一起，经过几百次试验，终于采用鸡胚卵黄囊接种和链霉素抑菌的方法，分离出世界上第一株沙眼病原体。

　　1981年5月，在巴黎召开的第25届国际沙眼防治组织大会，为故去的汤飞凡颁发防治沙眼金质奖章，以表彰他对全世界沙眼防治工作做出的巨大贡献。1982年11月，国家追授汤飞凡成功分离沙眼衣原体科学发明奖。汤飞凡教授为科学、为人类做出了巨大贡献，是我们中国人的骄傲、学习的榜样。

（侯小丽）

项目十一 前庭蜗器

任务一 外 耳

一、实验目的

1.掌握耳的分部;外耳道的位置、形态、分部和婴儿外耳道的特点;鼓膜的位置、形态和分部。
2.熟悉前庭蜗器的分部和各部的作用。
3.了解耳郭的形态。
4.具备看标本识结构的技能。
5.运用所学知识科普生活常识,开展健康教育。

二、实验材料

1.耳放大模型。
2.颞骨的锯开标本。
3.超轻彩色黏土。

三、实验内容

1.耳的分部　按位置可分为外耳、中耳和内耳3部分。
2.耳郭　大部分以软骨为支架,外面覆以皮肤,有丰富的血管和神经。
3.外耳道　外侧1/3为软骨部,斜向后上;内侧2/3为骨部,斜向前下。
4.鼓膜　为椭圆形半透明薄膜,呈浅漏斗状,其中心向内凹陷,称鼓膜脐。鼓膜的上1/4区为松弛部,下3/4区为紧张部。鼓膜脐前下方有一个三角形反光区,称光锥。

四、实验情境

乐乐出生在河南洛阳的一个寻常人家,1岁多时家长奇怪孩子不懂得辨声,便到当地医院做了检查,发现双耳听力损失均达到80 dBHL以上,为极重度耳聋,植入人工耳蜗是目前唯一可行的办法。最后通过各方努力顺利完成了人工耳蜗植入手术。经过6个月的听力语言康复训练后,乐乐的听觉能力和听觉行为恢复到正常水平。乐乐的性格也发生了翻天覆地的变化,早已不再是当初那个对声音毫无反应、依赖性强、胆小的孩子,乐乐会伸出大拇指和妈妈互动,与陌生的小朋友一同玩耍,不开心时还会发点小脾气。

思考:声波是怎么传导的?

五、实验步骤

步骤 1.利用耳放大模型和耳全貌标本(图11-1)观察耳的分部及各部的位置及毗邻关系。

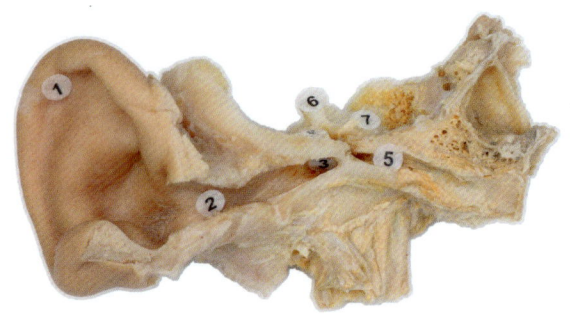

图11-1　耳全貌标本

步骤 2.利用耳放大模型和耳全貌标本观察耳郭的形态,外耳道的分部和弯曲,鼓膜的位置、形态和分部。

步骤 3.在颞骨的锯开标本上观察外耳门及外耳道。

步骤 4.结合活体观察耳郭的形态,外耳道的分部和弯曲,鼓膜。

观察鼓膜时,向后上方牵拉耳郭,纠正外耳道软骨部的弯曲,用光源经外耳门向鼓膜照射,观察鼓膜上1/4区呈淡红色,为松弛部,下3/4区呈灰白色,为紧张部。鼓膜的中心为鼓膜脐,鼓膜脐前下方的三角形反光区为光锥。

六、注意事项

1.实验过程中要爱护标本,注意对标本和模型的维护。

2.此次实验标本小而且少,要注意配合模型。观察时,一定要将其放在解剖位置上仔细观察和体会。

3.能在活体上看到的尽量在活体上观察,活体观察要严肃认真。

七、实验作业

1.以小组为单位提问:结合模型描述耳的分部及外耳的组成。指导老师根据回答情况进行点评打分。

2.小组间互相提问:在耳放大模型上指出耳郭、外耳道和鼓膜,在颞骨的锯开标本上指出外耳道及鼓室。依据对方回答的准确性和完整性进行互评并打分。

3.每个小组结合所学耳的分部及外耳的组成、结构特点,用超轻彩色黏土制作耳的模型,要求外观精美,结构清晰准确。指导老师根据各组作品的完整性、准确性及美观性进行打分。

八、思考题

结合实验情境,思考声波在外耳是怎么传导的。

(侯小丽)

任务二　中　耳

一、实验目的

1. 掌握中耳的组成；鼓室的位置、形态特点和交通；咽鼓管的位置、形态、分部、开口，婴幼儿咽鼓管的特点。
2. 熟悉乳突小房和乳突窦的位置和交通。
3. 了解听小骨的名称和连结。
4. 具备看标本识结构的技能及运用所学知识解释和分析听觉传导、中耳炎等生理、病理现象的能力。
5. 运用所学知识科普生活常识，开展健康教育。

二、实验材料

1. 耳放大模型。
2. 耳全貌标本、颞骨的锯开标本、听小骨标本、头颈部正中矢状切标本。
3. 超轻彩色黏土。

三、实验内容

（一）鼓室

1. **鼓室壁**　上壁称盖壁，下壁称颈静脉壁，前壁称颈动脉壁，后壁称乳突壁，外侧壁称鼓膜壁，内侧壁称迷路壁。迷路壁上可见岬、前庭窗、蜗窗和面神经管凸。
2. **听小骨**　锤骨、砧骨、镫骨之间以关节相连，构成听小骨链，传递声波振动。

（二）咽鼓管

咽鼓管是连通咽与鼓室的管道，近鼓室的1/3段为骨部，近咽的2/3段为软骨部。咽鼓管咽口平时处于闭合状态，当吞咽或张大口时开放，空气便经咽鼓管进入鼓室。婴幼儿的咽鼓管短而平直，管腔较大，较易引起化脓性中耳炎。

（三）乳突小房和乳突窦

乳突内许多连通的含气小腔为乳突小房，介于乳突小房与鼓室之间的较大的腔为乳突窦。

四、实验步骤

步骤1.在耳放大模型和耳全貌标本上观察中耳各部的位置和毗邻关系，然后重点观察以下内容。

(1)鼓室:观察鼓室的6个壁,内侧壁上的岬,岬后上方的前庭窗,岬后下方的蜗窗,前庭窗后上方的面神经管凸。前壁与咽鼓管的连通关系;后壁与乳突窦的连通关系;上壁(鼓室盖)与颅中窝的关系;下壁与颈内静脉的关系。

(2)咽鼓管:观察咽鼓管在鼓室的开口在鼓室前壁上。近鼓室的咽鼓管外1/3为骨部,近咽的咽鼓管内2/3为软骨部。

步骤2.听小骨(图11-2):观察锤骨、砧骨和镫骨的形态及各骨间的连结,以及它们与鼓膜和前庭窗的关系。

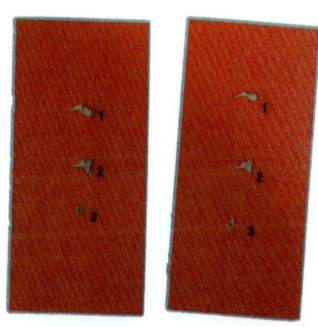

图11-2 听小骨

步骤3.在颞骨的锯开标本上观察鼓室的位置和形态。注意鼓室外侧壁为鼓膜,但在干骨标本上已不存在,所以从外耳门向内观察所见到的壁是鼓室的内侧壁。观察乳突内许多互相连通的含气小腔,为乳突小房。介于乳突小房与鼓室之间,开口于鼓室后壁上部的较大腔为乳突窦。

步骤4.在头颈部正中矢状切标本上观察咽鼓管在咽部的开口——咽鼓管咽口的位置和形态。

五、注意事项

1.实验过程中要爱护标本,注意对标本和模型的维护。

2.此次实验标本小而且少,要注意配合模型。观察时一定要将其放在解剖位置上仔细观察和体会。

六、实验作业

1.以小组为单位提问:结合模型描述中耳的组成,鼓室的六个壁及特点。指导老师根据回答情况进行点评打分。

2.小组间互相提问,分别在耳放大模型和颞骨的锯开标本上指出鼓室、咽鼓管、乳突窦和乳突小房。依据对方回答的准确性和完整性进行互评并打分。

3.每个小组结合所学中耳的知识,用超轻彩色黏土制作出听小骨链模型,要求外观精美,结构清晰准确。指导老师根据各组作品的完整性、准确性及美观性进行打分。

七、思考题

慢性化脓性中耳炎可产生哪些并发症？为什么？

（侯小丽）

任务三　内　耳

一、实验目的

1.掌握内耳的组成;听觉和位置觉感受器的位置和功能。
2.熟悉骨迷路和膜迷路的形态、分部。
3.了解声波的传导途径。
4.具备运用所学知识解释、分析与听觉传导有关的生理和病理现象的能力。
5.运用所学知识科普生活常识,开展健康教育。

二、实验材料

1.耳放大模型,内耳放大模型。
2.超轻彩色黏土。

三、实验内容

(一)骨迷路

1.骨半规管　是3个相互垂直排列的半环形骨管,分别称前、后、外骨半规管,每管都有1个膨大的骨壶腹。

2.前庭　外侧壁上有前庭窗和蜗窗。前庭后方与骨半规管相通,前方与耳蜗相通。

3.耳蜗　由蜗螺旋管从蜗底至蜗顶环绕蜗轴约两圈半组成,从蜗轴上发出伸入蜗螺旋管腔内的螺旋形骨板为骨螺旋板。蜗螺旋管腔被骨螺旋板和蜗管分为上部的前庭阶和下部的鼓阶。

耳蜗尖端称蜗顶,朝向前外侧。蜗底朝向后内侧。耳蜗的骨性中轴称蜗轴。蜗螺旋管是一条螺旋形骨管,起于前庭,环绕蜗轴约两圈半,以盲端终于蜗顶。骨螺旋板是一条环绕蜗轴的螺旋形骨板,其游离缘伸入蜗螺旋管腔内连接蜗管,将蜗螺旋管管腔分割成上、下两部,上部称前庭阶,下部称鼓阶,两阶在蜗顶处相通。

(二)膜迷路

1.膜半规管　为3个半环形膜性细管,分别套在同名骨半规管内。每管在骨壶腹内的部分也膨大,称膜壶腹。膜壶腹壁上的嵴状隆起称壶腹嵴,是位觉感受器。

2.椭圆囊和球囊　位于前庭内的两个膜性小囊,椭圆囊位于后上方与膜半规管相通,球囊位于前下方与椭圆囊和蜗管分别相通。囊壁上分别有一斑块状隆起称椭圆囊斑和球囊斑,也是位觉感受器。

3.蜗管　为套在蜗螺旋管内的一条三棱形膜管,连于骨螺旋板游离缘和蜗螺旋管外侧壁之间,随蜗螺旋管旋转两圈半。蜗管横断面呈三角形,蜗管上壁称前庭膜,下壁称螺旋膜,外侧壁紧贴蜗螺旋管壁上。螺旋膜上的隆起称螺旋器,为听觉感受器。

四、实验步骤

步骤 1. 利用耳放大模型,观察内耳在颞骨中的位置。

步骤 2. 利用内耳放大模型,观察骨迷路和膜迷路的位置关系。

步骤 3. 将内耳放大模型持于正常位置,使模型的长轴与颞骨的长轴一致,观察骨迷路三部分,从后外向前内方向分别是骨半规管、前庭、耳蜗。

(1)骨半规管:观察前、后、外3个骨半规管,每个骨半规管上膨大的骨壶腹,5个脚与前庭相连的情况。

(2)前庭:观察前庭外侧壁上的前庭窗和蜗窗,后壁有5个小孔与3个骨半规管相通,前壁有一大孔通向耳蜗。

(3)耳蜗:观察环绕蜗轴的骨螺旋管、骨螺旋板、蜗顶、蜗轴,蜗管将蜗螺旋管管腔分割成上部的前庭阶和下部的鼓阶,两阶在蜗顶处相通。

步骤 4. 利用内耳放大模型,观察膜迷路。

(1)膜半规管:观察3个膜半规管,每个膜半规管内的壶腹嵴。

(2)椭圆囊和球囊:观察位于前庭内的椭圆囊和球囊,以及分别位于两囊壁上的椭圆囊斑和球囊斑。

(3)蜗管:观察蜗管的位置和形态,以及位于蜗管基底膜上的螺旋器。

五、注意事项

1.实验过程中要注意对模型的维护。

2.观察时,一定要将其放在解剖位置上仔细观察和体会。

六、实验作业

1.以小组为单位提问:结合模型描述内耳的形态和结构。指导老师根据回答情况进行点评打分。

2.小组间互相提问:在内耳放大模型上指出3个骨半规管、骨壶腹、前庭、耳蜗、3个膜半规管、膜壶腹、壶腹嵴、椭圆囊、球囊、蜗管、螺旋器等。依据对方回答的准确性和完整性进行互评并打分。

3.每个小组结合所学内耳的外形和结构,用超轻彩色黏土制作放大的内耳模型,要求外观精美,结构清晰准确。指导老师根据各组作品的完整性、准确性及美观性进行打分。

七、思考题

1.为什么自己说话时听到自己的声音和听到从录音机内放出来的自己的声音不

一样?

2.传导性耳聋和神经性耳聋损伤部位、区别方法有何不同?

努力拼搏、自强不息

耳科医生巴雷尼

奥地利耳科医生罗伯特·巴雷尼1876年出生于匈牙利。他小时候因病成了残疾人,母亲的心就像刀绞一样,但孩子现在最需要的是鼓励和帮助,而不是眼泪,她强忍住自己的悲痛告诉孩子:"妈妈相信你是个有志气的人,希望你能用自己的双腿,在人生的道路上勇敢地走下去!"母亲的话,像铁锤一样撞击着巴雷尼的心扉。从那以后,妈妈每天坚持帮助巴雷尼完成当天的锻炼计划。体育锻炼弥补了残疾给巴雷尼带来的不便,他刻苦学习,学习成绩一直在班上名列前茅。1900年巴雷克毕业于维也纳大学,后继续攻读医学。1903年他开始在维也纳大学耳科工作,致力于耳科神经学的研究。

巴雷尼在临床试验中发现,许多耳科病人在用水冲洗化脓的耳朵时,常常会发生眩晕、眼球急速转动的现象,医学上称"眼球震颤"。但是,眩晕、眼球震颤和耳朵灌水三者究竟有什么联系呢?经过反复实验,巴雷尼终于发现,用高于或低于体温的水来冲洗耳朵都会引起病人或正常人的眩晕和眼球震颤。由此得到启示,巴雷尼发明了一种简便易行的测试前庭机能的"热检验"方法。人们把这个热检验以巴雷尼的名字命名为"巴雷尼检验"。巴雷尼也于1914年因为对于内耳前庭的生理学与病理学研究的特殊贡献登上了诺贝尔生理学和医学奖的领奖台。

伟大的母爱,母亲坚强、坚持不懈的榜样作用,深深教育、影响着巴雷尼,使他终于经受住了命运的严酷打击,并致力于医学研究,为医学发展和进步做出了巨大的贡献。"巴雷尼检验"大大促进了前庭疾病的早期诊断。自强不息的巴雷尼激励着一代代医务工作者永不放弃、努力拼搏。

(侯小丽)

模块五

神经系统和内分泌系统

项目十二 神经系统

任务一 脊 髓

一、实验目的

1.掌握脊髓的位置和外形,脊髓灰质和白质的配布及分部,脊髓灰质的主要核团,脊髓白质的主要纤维束。
2.熟悉脊髓节段与椎骨的对应关系。
3.了解脊髓的功能。
4.具备观察标本模型、辨识人体形态结构以及分析问题的技能。
5.让学生了解疫苗接种的意义,树立主动接种疫苗的意识;通过学习顾方舟事迹,倡导为人民健康攻坚克难、潜心研究的科研精神。

二、实验材料

1.离体脊髓标本。
2.脊髓切片。
3.脊髓放大模型。
4.脊髓横断面模型。

三、实验内容

1.脊髓的位置和外形 脊髓位于椎管内,成人下端约平第 1 腰椎体下缘,新生儿平第 3 腰椎水平。脊髓全长有两处膨大,分别称颈膨大和腰骶膨大。脊髓下端呈倒置的圆锥状,称脊髓圆锥。脊髓表面有 1 条前正中裂、1 条后正中沟和 1 对前外侧沟、1 对后外侧沟共 6 条纵行的沟裂。前外侧沟内有脊神经前根,后外侧沟内有脊神经后根。脊髓圆锥下方,腰、骶、尾部神经根丝围绕终丝形成马尾。

2.脊髓的内部结构 在脊髓横切面中央可见有中央管。中央管贯穿脊髓全长,围绕中央管周围是 H 形的灰质,灰质外围是白质。

(1)灰质:分为前角、后角和侧角。

1)前角:主要是运动神经元,管理躯干肌和四肢肌的随意运动。

2)后角:主要是中间神经元,起到联络作用。

3)侧角:仅见于 $T_1 \sim L_3$ 脊髓节段,是交感神经的低级中枢。在脊髓 $S_{2\sim4}$ 节段有骶副交感核。

(2)白质:分为前索、后索和外侧索。

1)上行纤维束:主要有薄束和楔束,位于后索,传导同侧躯干及上下肢的本体感觉和精细触觉。脊髓丘脑束分为前束和侧束,传导对侧躯干及肢体痛、温觉、粗触觉和压觉。

2)下行纤维束:主要有皮质脊髓束,包括前束和侧束,支配躯干肌和四肢肌的随意运动。

四、实验情境

患者刘某,男,6岁。发热、头痛、呕吐腹泻2天。两天前患者食欲不振,卧床,发热。呕吐1次,腹泻2次。今日体温稍降遂来院就诊。检查 T:38 ℃,P:110 次/分,R:21 次/分,BP:120/80 mmHg,神志清楚,查体合作。主诉头痛、背脊痛及肢体疼痛。左下肢肌张力明显减弱。脑脊液无色透明,细胞数正常,糖及氯化物正常。初步诊断:脊髓灰质炎(小儿麻痹)。

思考:患者左下肢肌张力减弱的原因是什么?可能留下什么后遗症?

五、实验步骤

步骤 1.观察脊髓外形、位置。

(1)在离体完整脊髓标本上(图12-1)观察脊髓的外形,寻找"一裂五沟两膨大"、脊髓圆锥、终丝、马尾、脊神经节等。

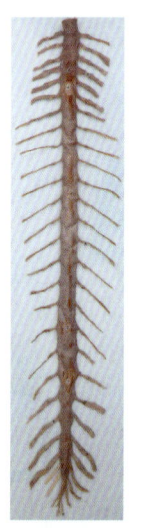

图 12-1　脊髓标本(前面观)

(2)在脊柱背侧剖开的标本上(图12-2)观察脊髓的全貌及其在椎管的高度,寻找脊髓下端的位置。

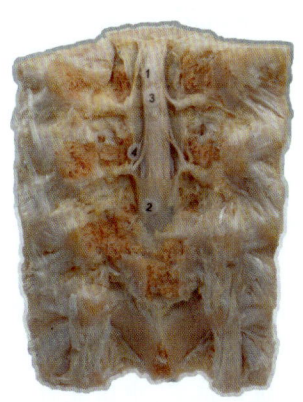

图 12-2　脊柱背侧剖开标本

步骤 2.观察脊髓内部结构。在脊髓的横断面切片及放大的横断面模型和挂图上寻找前角、后角和侧角,理解其内包含的神经元的性质及功能。同时,找到前索、后索和外侧索,理解主要上、下行传导束的位置、起止和功能。

六、注意事项

1.神经系统结构复杂,联系广泛,内部结构大多数不能用肉眼直接观察,不易在脑海中建立立体概念。而且名词繁多,彼此相近,极易混淆,在学习理解及记忆上带来很大的困难。因此,要正视学习神经系统的困难性,克服畏难情绪。神经系统是人体的主导系统,它要调控其他系统的活动,在结构上就必然与这些系统发生密切联系,实验中可以利用已掌握的知识,帮助学习神经系统复杂的结构。学习方法上要注意循序渐进,加强预习与复习,充分利用各种直观教具,密切前后联系,树立立体和整体的概念,力求在理解的基础上记忆,不可死记硬背。

2.注意爱护标本。神经系统标本,特别是脊髓,柔嫩脆弱,严禁用锐利工具挟持和撕扯。

3.观察时首先明确解剖方位。

七、实验作业

1.以小组为单位,结合标本和模型描述脊髓的位置、外形和内部结构。

2.小组间互相提问。在相关标本及模型上正确指认脊髓重要形态、结构位置。依据对方回答的准确性和完整性进行互评并打分。

八、思考题

结合实验情境,思考患儿脊髓损伤的部位在何处,患肢感觉是否异常。为什么?

攻坚克难、献身科研

"糖丸之父"顾方舟

　　顾方舟,我国脊髓灰质炎疫苗研发生产的拓荒者,医学科学家、病毒学专家。1957年,他临危受命研制脊髓灰质炎疫苗。疫苗问世后,为了测试疫苗对人体是否具有副作用,顾方舟和同事们首先把自己当作试验对象,冒着麻痹、死亡的危险,毫不犹豫,试服了疫苗。为了证明疫苗对小孩子有效,他决定让自己年幼的儿子试药。最终证明,疫苗对儿童安全。1960年底,正式投产的首批500万人份疫苗推广到全国11座城市,脊灰疫情流行高峰纷纷削减。

　　顾方舟借鉴中医制作丸剂的方法,创造性地改良配方,把液体疫苗融入糖丸。糖丸疫苗的诞生,是人类脊灰疫苗史上的点睛之笔,使发病人数逐年递减,上百万的孩子免于残疾。2000年,经世界卫生组织证实,中国成为无脊灰国家。从1957年到2000年,消灭脊髓灰质炎这条不平之路,顾方舟艰辛跋涉了44年。2019年9月,顾方舟被授予"人民科学家"国家荣誉称号。

　　尽管对医学和人民健康事业做出了不可磨灭的重大贡献,但回顾总结自己人生时,他只是轻描淡写地说:"我一生只做了一件事,就是做了一颗小小的糖丸。"顾老低调谦虚的品质和风格,由此可见一斑,永远值得效仿和学习。

(邓爱民　朱丽娟)

任务二　脑

一、实验目的

1.掌握脑干组成、主要外部形态结构,主要脑神经核及中继核的名称、位置和性质,脑干主要纤维束;小脑扁桃体的位置;背侧丘脑的位置和主要核团;大脑半球主要沟裂、脑回等表面结构及分叶,内囊的位置、分部以及通过内囊的主要纤维束,运动、感觉、视觉、听觉、语言中枢的位置。

2.熟悉脑干其他神经核的位置和功能;小脑的位置及分叶;间脑的位置和分部,下丘脑的位置和主要核团及后丘脑的组成结构;基底核的位置、组成。

3.了解脑干、小脑及间脑的功能,第三脑室的位置和连通,侧脑室的位置、分部,边缘叶和边缘系统的组成。

4.掌握观察标本模型、辨识人体形态结构以及分析问题的技能。

5.通过了解脑在人体的统领地位,引导学生树立统一行动听指挥、团结协作办大事的意识。

二、实验材料

1.整脑标本。
2.脑的正中矢状切标本。
3.脑的水平切标本。
4.离体脑干标本。
5.离体小脑标本。
6.脑模型。
7.脑干模型。
8.脑干断层模型。
9.小脑模型。
10.间脑模型。
11.超轻彩色黏土。

三、实验内容

(一)脑干

1.脑干的外形

(1)腹侧面。

1)延髓:腹侧面前正中裂两侧为锥体,内有皮质脊髓束通过。锥体下端有锥体交叉。

锥体外侧有橄榄,锥体与橄榄之间的沟内有舌下神经根附着。橄榄后外侧的纵沟内由上向下有舌咽神经、迷走神经、副神经根附着。

2)脑桥:腹侧面突出,为脑桥基底部。基底部向两侧延伸为小脑中脚,二者移行处有三叉神经根附着。脑桥下缘为延髓脑桥沟,沟内由内侧向外侧附着展神经、面神经和前庭蜗神经根。

3)中脑:腹侧面有两个短圆柱状的大脑脚,两脚之间有脚间窝。窝内有动眼神经根附着。

(2)背侧面。

1)延髓:背侧面下半部,后正中沟两侧分别为薄束结节和楔束结节,其深面为薄束核和楔束核。延髓背侧面上半部参与菱形窝下半的构成。

2)脑桥:背侧面形成菱形窝的上半部,两侧是小脑上脚和小脑中脚。

3)菱形窝:又称第四脑室底。其中部横行为髓纹。窝正中有纵行的正中沟,沟的两侧有纵行的界沟,正中沟和界沟之间为内侧隆起,界沟的外侧为前庭区,前庭区的外侧角上为听结节,内侧隆起上的圆形隆突称面神经丘,其深部为展神经核。髓纹下方内侧隆起上可见迷走神经三角和舌下神经三角,二者深部分别为迷走神经背核和舌下神经核。

4)中脑:背侧面有上、下两对突起,称上丘和下丘,下丘下方有滑车神经根附着。

(3)第四脑室:位于延髓、脑桥和小脑之间,脑室脉络丛可产生脑脊液。第四脑室向上经中脑水管通第三脑室,向下通延髓、脊髓中央管,经两个外侧孔和一个正中孔通蛛网膜下隙。

2.脑干的内部结构

(1)脑神经核。

1)躯体运动核:①动眼神经核:位于中脑上丘平面,发纤维参与组成动眼神经,支配除外直肌和上斜肌以外的眼球外肌;②滑车神经核:位于中脑下丘平面,发纤维组成滑车神经,支配上斜肌;③展神经核:位于脑桥面神经丘深方,发纤维组成展神经,支配外直肌;④舌下神经核:位于延髓舌下神经三角深方,发纤维组成舌下神经,支配舌肌;⑤三叉神经运动核:位于脑桥中部,发纤维组成三叉神经运动根,出脑后加入下颌神经,支配咀嚼肌;⑥面神经核:位于脑桥,发纤维参与组成面神经,主要支配面肌;⑦疑核:位于延髓上部,发纤维分别参与舌咽、迷走、副神经的组成,支配咽、喉、软腭肌;⑧副神经核:位于延髓下部和颈髓,发纤维组成副神经,支配胸锁乳突肌和斜方肌。

2)内脏运动核:①动眼神经副核:位于动眼神经核旁,发纤维参与动眼神经组成,支配瞳孔括约肌和睫状肌;②上泌涎核:位于脑桥下部,发纤维参与面神经组成,支配舌下腺、下颌下腺和泪腺的分泌;③下泌涎核:位于延髓上部,发纤维参与舌咽神经组成,支配腮腺的分泌;④迷走神经背核:位于延髓迷走神经三角深面,发纤维加入迷走神经,控制颈部、胸腔和腹腔大部分脏器的活动。

3)内脏感觉核。孤束核:位于延髓,接受面神经、舌咽神经和迷走神经传入的味觉纤维和一般内脏感觉纤维。

4)躯体感觉核:①三叉神经中脑核:位于中脑,与传导咀嚼肌、面肌和眼球外肌的本体感觉有关;②三叉神经脑桥核:位于脑桥,与头面部的触觉冲动传导有关;③三叉神经脊束核:位于延髓和脑桥,与头面部痛觉和温度觉冲动传导有关;④蜗神经核:位于菱形窝外侧角的深面,接受蜗神经的听觉传入纤维;⑤前庭神经核:位于菱形窝前庭区的深面,接受前庭神经的平衡觉传入纤维。

(2)非脑神经核和网状核。

1)薄束核和楔束核:分别位于薄束结节和楔束结节的深面,接受薄束和楔束的终止,再发纤维左右越过中线,形成内侧丘系交叉,交叉后的纤维上行形成内侧丘系。

2)红核:位于中脑上丘平面的圆柱状灰质,是与非随意运动有关的传导中继核。

3)黑质:位于中脑的大脑脚底背侧的板状灰质,是与新纹状体关系密切的核团。

(3)脑干的白质。

1)上行纤维束(四系)。

①内侧丘系:由薄束核和楔束核发出的纤维经内侧丘系交叉后上行成内侧丘系,终于背侧丘脑腹后外侧核,传导对侧躯干和肢体的本体感觉和精细触觉;

②脊髓丘系:由脊髓内上行的脊髓丘脑侧束和脊髓丘脑前束在脑干内延续而成,终于背侧丘脑腹后外侧核,传导对侧躯干和肢体的痛、温、触觉;

③三叉丘系:由三叉神经脑桥核和脊束核发出的纤维交叉至对侧,组成三叉丘系上行,终于背侧丘脑腹后内侧核,传导对侧头面部的痛、温、触觉;

④外侧丘系:由蜗神经核发出的纤维,大部分经斜方体交叉到对侧后上行构成外侧丘系,小部分纤维不交叉直接加入同侧外侧丘系。外侧丘系纤维止于内侧膝状体,传导以对侧为主的双侧听觉冲动。

2)下行纤维束(一束)。

锥体束:由大脑皮质发出支配骨骼肌随意运动的下行纤维束。分为:①皮质核束:止于脑干躯体运动核中对侧的舌下神经核和面神经核下半,以及其余6对半双侧的躯体运动核。②皮质脊髓束:在延髓集聚形成锥体,3/4的纤维在锥体下端互相交叉,形成锥体交叉。交叉后的纤维在脊髓外侧索内下行,称为皮质脊髓侧束。其余1/4纤维不交叉,在脊髓前索内下行,称为皮质脊髓前束。

(二)小脑

小脑位于颅后窝内,由两侧的小脑半球和中间的小脑蚓组成。小脑半球下面有小脑扁桃体,位于枕骨大孔上方。小脑横切面上其表层为小脑皮质,内部为小脑髓质。髓质内埋有灰质核团,称小脑核。其中最大的为齿状核。

(三)间脑

间脑位于端脑和中脑之间,绝大部分被大脑半球覆盖,其中间有第三脑室。间脑主要分为背侧丘脑(丘脑)、后丘脑、上丘脑、下丘脑和底丘脑5部分。

1.背侧丘脑　间脑的最大部分,位于中脑上方,为卵圆形的灰质块,其外侧紧贴内囊,内侧面为第三脑室侧壁的一部分,前下方邻接下丘脑。两者之间以下丘脑沟为界。

2.后丘脑　位于背侧丘脑后下方,包括内侧膝状体和外侧膝状体。内侧膝状体接受听觉纤维,是听觉传导的中继站。外侧膝状体接受视束纤维,是视束传导的中继站。

3.上丘脑

4.下丘脑　位于背侧丘脑的前下部,前部有视交叉及视束。视交叉后方有漏斗。漏斗向前下方连于卵圆形的垂体(重要的内分泌腺)。

5.底丘脑

(四)端脑

1.大脑半球的外形　端脑由左右大脑半球构成。半球间有大脑纵裂,纵裂底部是胼胝体,大脑枕叶与小脑之间有大脑横裂。大脑半球表面有大脑沟,沟之间凸起部称大脑回。每侧半球可分为上外侧面、内侧面和下面。

(1)大脑半球的分叶。

每侧大脑半球有3条主要的大脑沟。

1)外侧沟:在大脑半球上外侧面,自大脑半球前下面行向后上方。

2)中央沟:在大脑半球上外侧面,自大脑半球上缘中点稍后方自后上斜向前下方。

3)顶枕沟:在大脑半球内侧面后部,自前下方行向后上方越过上缘翻转至外侧面。

每侧大脑半球由上述3沟分为5叶。

1)额叶:外侧沟以上,中央沟以前部分。

2)顶叶:外侧沟以上、中央沟以后与顶枕沟以前部分。

3)颞叶:大脑外侧沟以下部分。

4)枕叶:顶枕沟以后部分。

5)岛叶:外侧沟的深面。

(2)大脑半球重要沟回。

1)上外侧面:额叶有中央前沟、中央前回、额上沟、额下沟、额上回、额中回、额下回;顶叶有中央后沟、中央后回、顶内沟、顶上小叶、顶下小叶(缘上回和角回)。颞叶有颞上沟、颞下沟、颞上回、颞中回、颞下回、颞横回。

2)内侧面:胼胝体、胼胝体沟、扣带沟、扣带回、中央旁小叶、距状沟、海马旁回、钩。枕叶内有距状沟、楔叶、舌回。

3)下面:嗅球、嗅束、嗅三角、枕颞沟、侧副沟、海马旁回、钩、齿状回、海马。

扣带回、海马旁回及钩,它们呈半环形,位于大脑与间脑的边缘处,故称边缘叶。

2.大脑半球的内部结构

(1)皮质和髓质:大脑浅层为大脑皮质,有躯体运动、躯体感觉、视觉、听觉、语言中枢区;中央部分为大脑髓质,胼胝体为联合左右大脑半球的主要纤维束。

(2)基底核与内囊:在大脑半球髓质中包埋着灰质核团,称基底核。由豆状核、尾状核、杏仁体和屏状核组成。尾状核与豆状核合称纹状体。

在水平切面上，位于背侧丘脑、尾状核与豆状核之间有">　<"形的白质区，称为内囊。内囊由前向后分为内囊前肢、内囊膝和内囊后肢。经内囊前肢的投射纤维主要有额桥束。经内囊膝的投射纤维主要有皮质核（脑干）束。经内囊后肢的投射纤维主要有皮质脊髓束、丘脑皮质束。在后肢的后份有视辐射和听辐射通过。损伤时出现"三偏综合征"。

（3）侧脑室：大脑半球内部的腔隙，分为中央部、前角、后角和下角，内含脑脊液。

四、实验情境

患者张某，男，62岁。5小时前与妻子吵架后，不省人事，急诊入院。测血压 180/110 mmHg，头颅 CT 示：左侧基底节区椭圆形高密度影，边界清楚。查体：右侧鼻唇沟浅，口角歪向左侧。右侧舌肌瘫痪，伸舌时舌尖偏向右侧，无舌肌萎缩。右侧肢体肌力 0 级，左侧肢体肌力 V 级，右侧肢体及面部针刺感觉减弱，左侧针刺感觉正常存在。初步诊断：内囊出血。

思考：患者为何会出现上述症状？

五、实验步骤

步骤1.观察脑干外形。在脑标本、离体脑干标本（图12-3）及脑干放大模型上观察脑干外形，寻找并描述脑干外形重要结构，探究脑神经连于脑干的规律（"二、四、四"配布）。

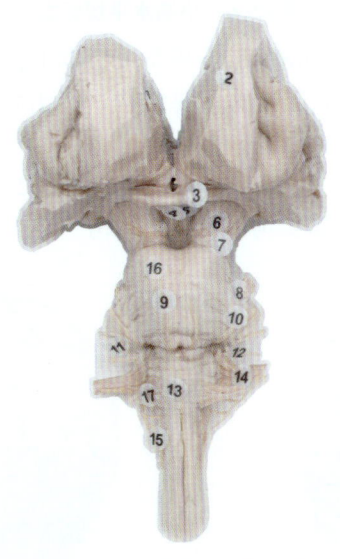

图 12-3　脑干标本（前面观）

步骤2.观察脑干内部结构。在脑干断面模型、脑干内部结构模型、挂图上观察，寻找18 对脑神经核和重要的非脑神经核。辨认脑神经核有困难时，可以在模型上先认脑神经，由脑神经再追踪所连的脑神经核。同时寻找脑干白质中的"四系一束"，即上行的 4

个丘系和 1 个下行的锥体束。

步骤 3.观察小脑。在分离的小脑标本(图 12-4、12-5、12-6)或模型上,观察小脑重要结构,辨认小脑扁桃体和齿状核。

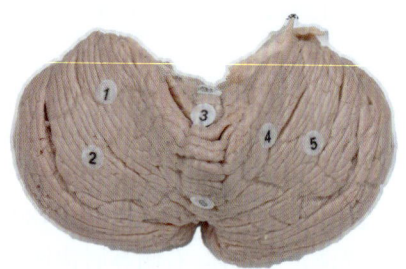

图 12-4 小脑标本(上面观)

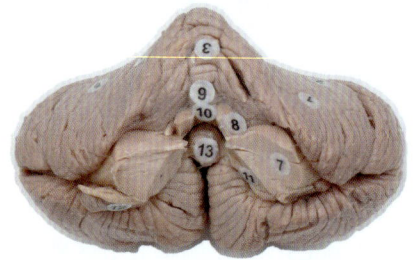

图 12-5 小脑标本(下面观)

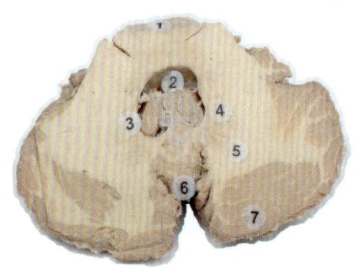

图 12-6 小脑水平切标本

步骤 4.观察间脑。在带有间脑的脑干模型或标本上,配合脑的正中切面标本进行观察。寻找背侧丘脑、后丘脑和下丘脑的重要结构。指出腹后核、内侧膝状体、外侧膝状体、视交叉、乳头体和第三脑室。

步骤 5.观察端脑。在脑标本(图 12-7、图 12-8、图 12-9、图 12-10、图 12-11、图 12-12)及模型上寻找"3 沟 5 叶"、重要沟回和内部结构。

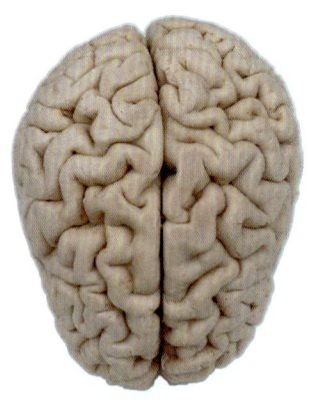

图 12-7 脑标本(上面观)

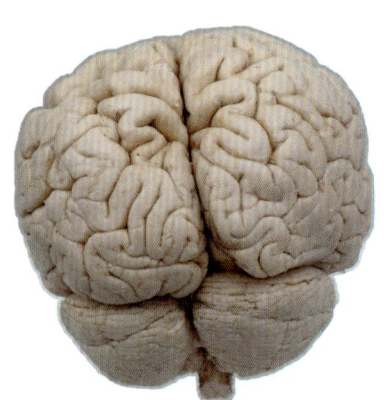

图 12-8 脑标本(后面观)

项目十二 神经系统

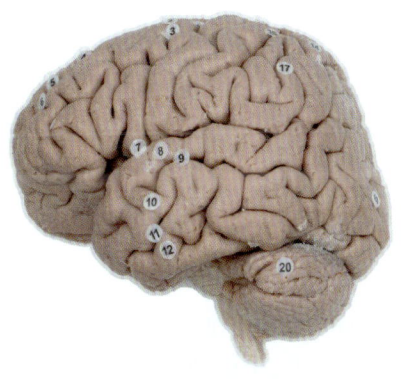

图12-9 脑标本(外侧面观)

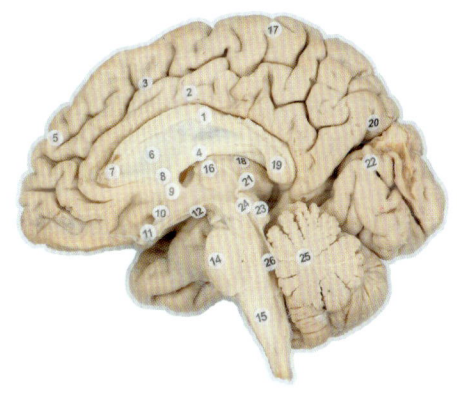

图12-10 脑正中矢状切标本

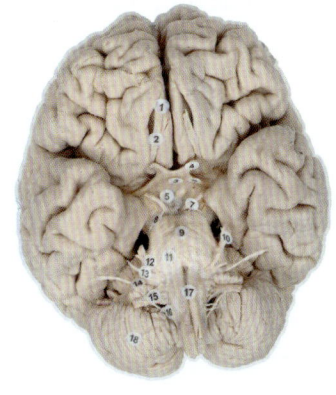

图12-11 脑标本(下面观)

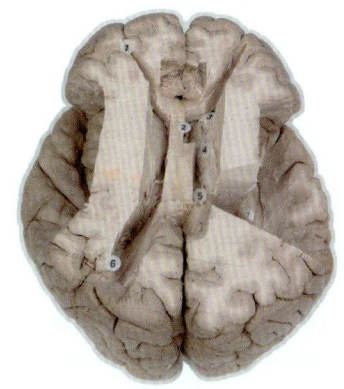

图12-12 脑冠状切标本(示侧脑室)

步骤6. 在脑的切面(图12-13、图12-14)或相关挂图上辨认内囊,理解其重要性。

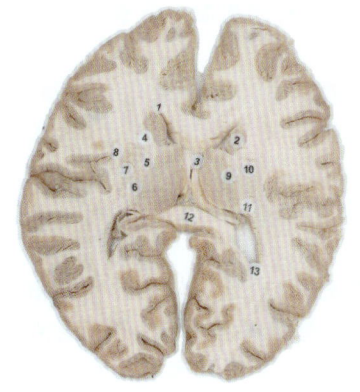

图12-13 脑水平切标本(过内囊)

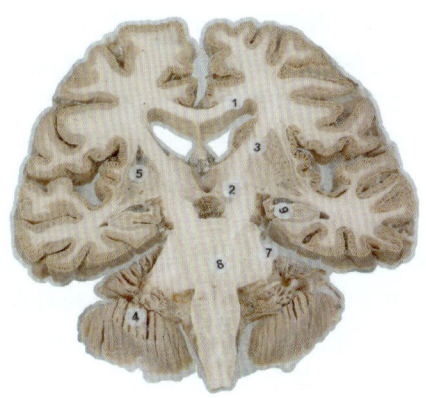

图12-14 脑冠状切标本(过内囊)

197

六、注意事项

1.本次实验标本容易损坏,应特别注意爱护。观察点到即可,严禁用锐利工具挟持。
2.因大脑的内部结构十分复杂,在标本上不易辨认,故学习中要多结合模型和挂图帮助理解记忆。
3.观察时可拆解组装的模型应多加练习,以促进学习。

七、实验作业

1.以小组为单位,结合标本和模型描述脑干、小脑、间脑和端脑的位置、外形和内部结构。
2.小组间互相提问。在相关标本及模型上正确指认脑干、小脑、间脑和端脑重要形态、结构位置。依据对方回答的准确性和完整性进行互评并打分。
3.每个小组结合所学脑的外形和结构,用超轻彩色黏土制作出等比例大小的整脑模型。指导老师根据各组作品的完整性、准确性及美观性进行打分。

八、思考题

结合实验情境,思考:
1.当皮质核束损伤时,患者会出现何症状?为什么?
2.简述内囊的位置及形态。
3.通过内囊的纤维有哪些?
4.内囊损伤后有哪些主要表现?

知识拓展

如何开发大脑潜能

一是科学运用左、右脑。人的大脑是由左脑和右脑组成,在功能上各司其责,左脑负责语言等抽象活动,右脑则负责想象等感性活动。懂得科学用脑才能最好地发挥大脑潜能,合理地运用我们的脑力,提高我们的工作效率。

二是适当体育活动。适当的体育活动会使大脑高度兴奋。经常做体育运动,加快血液循环,新陈代谢速率增大,增强脑细胞的运动能力可以减轻我们的压力,改善我们的心情。许多idea都是在心情愉悦或者放松时出现的。

三是闭目养神。当我们大脑使用过度,离大脑最近的眼睛,便会感到疲倦,又苦于时间限制不能睡觉,我们就会自然而然地闭目养神。

四是学一门乐器。许多伟大的科学家都有弹乐器的爱好,这也使他们喷涌出伟大的想法。音乐能刺激我们的右脑,我们可以根据音乐来营造某些画面,那正是右脑的职能。况且,弹乐器很多都需要运用我们的指尖,而指尖就是连接大脑的神经元密集区域,可以锻炼大脑。

(邓爱民 贺 生)

任务三　脑和脊髓的被膜、血管及脑脊液循环

一、实验目的

1.掌握硬膜外隙和蛛网膜下隙的位置以及与麻醉的关系,硬脑膜主要结构及硬脑膜窦;大脑动脉环的组成及意义;脑脊液的产生和循环途径。

2.熟悉脑和脊髓被膜的形态;颈内动脉和椎动脉的行程及主要分支分布。

3.了解脊髓的血管;蛛网膜下池的位置和意义。

4.具备观察标本模型、辨识人体形态结构以及分析问题的技能。

5.通过学习脑和脊髓的被膜、血管及脑脊液循环的作用,引导学生感恩那些保护我们乃至保护国家的人,以及为我们健康成长默默奉献的所有人。

二、实验材料

1.脊髓被膜标本。

2.硬脑膜标本。

3.脑血管标本。

4.脑铸型标本。

5.脊柱横断模型(示脊髓及被膜)。

6.脑血管模型。

三、实验内容

（一）脊髓被膜

1.硬脊膜　厚而坚韧,为脊髓被膜的最外层,松弛,包围脊髓和马尾。上端附着于枕骨大孔的边缘,向下在第2骶椎水平以下变细包裹终丝,末端附于尾骨。硬脊膜与椎管内面骨膜之间为硬膜外隙,是临床上硬膜外麻醉的部位。

2.脊髓蛛网膜　薄而透明,与软脊膜之间的腔隙称蛛网膜下隙,腔内充满透明的脑脊液。在第一腰椎下方,蛛网膜下腔因无脊髓而扩大,称终池,池内仅有马尾。在临床上常在此行腰椎穿刺术,抽取脑脊液或注入药物,不至于损伤脊髓。

3.软脊膜　薄而富含血管,紧贴脊髓表面,并深入脊髓的沟裂之中。软脊膜在脊神经前、后根之间形成齿状韧带,其尖端部向外附着于蛛网膜和硬脊膜,起固定脊髓的作用。齿状韧带可作为椎管内手术的标志之一。

(二)脑被膜

1.硬脑膜

(1)硬脑膜:坚韧而有光泽,由双层合成。其与颅盖各骨连接疏松,故颅顶骨折损伤出血时易形成硬膜外血肿;与颅底各骨连接紧密,故颅底骨折易将硬脑膜和蛛网膜撕裂,造成脑脊液外漏。

(2)大脑镰和小脑幕:硬脑膜的内层向内折叠形成几个隔幕,呈板状深入脑的各部间隙中,对脑有承托和固定作用。大脑镰呈镰刀状,前附于鸡冠,后连于小脑幕,呈矢状位垂直深入大脑两半球间的纵裂内;小脑幕呈新月形,横向深入大、小脑之间,其后缘附于横窦沟,外缘附于颞骨岩部上缘,前缘游离,呈凹形形成小脑幕切迹,其间有中脑通过。当颅内压增高时,大脑的海马旁回和钩可被挤入小脑幕切迹下,压迫中脑,早期多表现为瞳孔不等大不等圆,严重者危及生命。

(3)硬脑膜窦:硬脑膜某些部位内外两层分开,内衬内皮,形成特殊的颅内静脉管道,称硬脑膜窦。主要有上矢状窦、下矢状窦、直窦、窦汇、横窦、乙状窦和海绵窦。硬脑膜和硬脊膜不同,硬脊膜和椎管内面骨膜之间有硬膜外隙,而硬脑膜和颅骨直接相贴,其间没有硬膜外隙。

2.脑蛛网膜 薄而透明,缺乏血管和神经,与软脑膜之间有蛛网膜下隙,该隙在有些部位扩大形成蛛网膜下池,如小脑延髓池、终池等。

3.软脑膜 富含血管和神经,并深入脑的沟裂中。软脑膜及其血管与脑室的室管膜共同构成脉络组织,血管分支缠绕成丛,夹带着软脑膜和室管膜突入脑室形成脉络丛,分泌脑脊液。

(三)脑脊液及其循环

1.脑脊液 无色、透明,充满脑室和蛛网膜下隙,成人约150 mL。由各脑室脉络丛产生,最后汇入静脉。

2.脑脊液循环途径 各脑室脉络丛产生→左、右侧脑室→室间孔→第三脑室→中脑水管→第四脑室→1个正中孔,2个外侧孔→蛛网膜下隙→蛛网膜粒→上矢状窦等→颈内静脉。另可通过脑、脊神经周围淋巴间隙→淋巴系统→上腔静脉。

(四)脑的血管

动脉来源于颈内动脉和椎动脉。以顶枕沟为界,大脑半球前2/3和部分间脑,由颈内动脉供应;大脑半球后1/3以及部分间脑、脑干和小脑由椎动脉供应。

1.颈内动脉 起自颈总动脉,向上直达颅底,经颈动脉管入颅腔穿海绵窦,出窦后发出分支眼动脉(向前经视神经管入眶),再向上分布于脑,其分支有:

(1)大脑前动脉:入大脑纵裂,沿胼胝体上缘向后,分布于顶枕沟以前的大脑内侧面和大脑背外侧面的上缘部分。两侧大脑前动脉借前交通动脉相连。

(2)大脑中动脉:是颈内动脉最大的分支,行于大脑外侧沟内。除分支分布于大脑半球背外侧面大部分和岛叶外,起始处发出一些细小的中央支垂直向上入脑实质,分布于内囊、纹状体和背侧丘脑。

(3)后交通动脉:在视束的下面向后行,与大脑后动脉相吻合。

(4)脉络丛前动脉:沿视束腹侧面向后,入侧脑室下角,参与侧脑室脉络丛的形成。

2.椎动脉　起自锁骨下动脉,向上经第6~1颈椎横突孔、枕骨大孔入颅后窝,在脑桥延髓交界处合成一条基底动脉,至脑桥上缘处分为左、右大脑后动脉。椎-基底动脉的主要分支有:

(1)脊髓前、后动脉:主要分布于脊髓。

(2)小脑下后动脉:分布于小脑半球下面的后部和延髓。

(3)小脑下前动脉、迷路动脉、脑桥动脉、小脑上动脉,分布到与动脉名称相同的区域内。

(4)大脑后动脉:是基底动脉的终支,分布于颞叶底面、顶枕沟以后的内侧面和枕叶。

3.大脑动脉环　又称Willis环,围绕在视交叉、灰结节和乳头体周围,由大脑前动脉、前交通动脉、大脑后动脉、后交通动脉和颈内动脉相互吻合而成。其意义是:当构成此环的某一动脉引起血流量减少或阻断时,动脉环可使两侧的颈内动脉和椎动脉的血液重新分配,以调节左、右两侧脑的血液供应,此环在建立脑血液侧副循环中有重要意义。

(五)脊髓的血管

动脉供应有两个来源,一是椎动脉,二是颈升动脉、肋间后动脉和腰动脉等节段性动脉的脊髓支。椎动脉分出的脊髓前、后动脉在下行过程中不断与节段性动脉的脊髓支吻合,以补充血液供应的不足,达脊髓下端。

四、实验情境

患者刘某,女,73岁。因头痛,呕吐十天,加重二天。患者十天前因家中变故大哭一场,当时就感头痛,并呕吐一次,伴有双小腿抽搐。在当地就诊按胃炎和癔症治疗。病情略有好转,但仍有头痛、呕吐,有时脑子迷糊。两天前又因情绪激动头痛突然加重,伴有呕吐,昏迷不醒,故来就诊。有高血压病史十余年,近期未服药,平时血压在170~180/95~100 mmHg。6年前曾患脑梗死住院治疗,基本痊愈后出院。T:37 ℃,P:90次/分,R:18次/分,BP:160/95 mmHg,神志恍惚,发育营养一般,被动体位,查体不合作。生理反射存在,病理征阴性,脑膜刺激征阳性。做脑CT和腰穿确诊为蛛网膜下腔出血。治疗原则:控制继续出血,防止迟发性脑血管痉挛,祛除病因(手术治疗)和防止复发。

思考:患者出血在脑脊髓被膜的哪个部位?出现以上症状的原因是什么?腰穿应选何处进行?

五、实验步骤

步骤 1.观察脊髓被膜。在脊柱的水平断面上,寻找硬脊膜、脊髓蛛网膜、软脊膜。确认以上结构后仔细辨认硬膜外隙、蛛网膜下隙。在下位腰椎横段面上,寻找终池和马尾。

步骤 2.观察脑被膜。 在脑被膜标本、离体硬脑膜标本(图12-15)上,寻找硬脑膜。辨认大脑镰、小脑幕、小脑幕切迹、硬脑膜窦等。

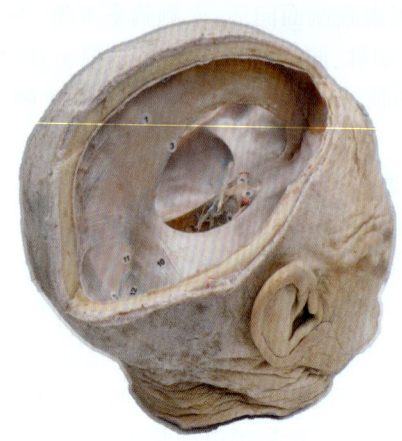

图12-15 硬脑膜标本

步骤 3.观察脑室系统及脑脊液循环。 在显示脑室的脑标本上,寻找两个侧脑室、第三脑室脉、第四脑室。在脑室的铸型模型上可观察脑室系统的连通关系。在挂图上描述脑脊液的循环途径。

步骤 4.观察脑动脉血管。 在离体的脑血管标本或模型上寻找颈内动脉、椎动脉、大脑前、后动脉及前、后交通动脉等主要血管。指认大脑动脉环组成,理解其意义。

步骤 5.观察脊髓动脉血管。 在模型、挂图上寻找脊髓前、后动脉及分支。

六、注意事项

1.注意爱护标本。脑和脊髓被膜中蛛网膜和软膜及脑血管比较脆弱,观察时要轻拿轻放,严禁用锐利工具挟持和撕扯。

2.观察时首先明确解剖方位。

3.标本上不易观察的结构应结合挂图学习理解。

七、实验作业

1.以小组为单位,结合标本和模型指认并描述脑、脊髓被膜的位置、形态和特殊结构。

2.小组间互相提问。在相关标本及模型上正确指认并描述脑和脊髓的三层被膜、硬膜外隙和蛛网膜下隙、大脑镰、小脑幕、小脑幕切迹、大脑动脉环位置和动脉组成。依据对方回答的准确性和完整性进行互评并打分。

八、思考题

1.脑脊液的产生和循环途径。

2.大脑动脉环位置、组成和意义。

知识拓展

为什么要抽取脑脊液？

　　临床上脑脊液检查的意义非常重要。首先,脑脊液检查通过腰椎穿刺术完成。做腰椎穿刺术时可测定颅内压力,判断是否存在颅内压增高或者降低。其次,在做腰椎穿刺时,可做压颈试验,判断脑脊液循环是否通畅。再次,脑脊液的常规检查和脑脊液的生化检查,可以判断颅内是否有炎症或出血。若为感染,可进一步明确是细菌感染、结核感染或者病毒感染。

（邓爱民　穆卫卫）

任务四　脊神经

一、实验目的

1.掌握脊神经的数目、组成、分部；膈神经的性质、行程和分布；臂丛的组成和位置以及正中神经、尺神经、桡神经、腋神经、肌皮神经的起始、行程和分支、分布，在不同部位损伤后的主要症状；腰丛的组成、位置以及股神经、闭孔神经的行程和分布，损伤后的症状；骶丛的组成、位置以及坐骨神经、阴部神经的行程、分支、分布及损伤后的症状。

2.熟悉胸神经前支的行程、分布及分支的阶段性分布特征。

3.了解脊神经的纤维成分和分支概况；颈丛的组成、位置、分支和分布。

4.具备观察标本模型、辨识人体形态结构以及分析问题的技能。

5.通过学习脊神经的损伤表现，引导学生形成寻丝追迹、深入钻研和善于分析问题的职业素养。

二、实验材料

1.大体解剖标本。
2.头颈部血管神经标本及模型。
3.颈、臂部神经标本。
4.上肢神经标本。
5.腹壁的肌肉、血管和神经标本。
6.盆腔正中矢状切标本。
7.腰、骶丛神经标本。
8.会阴部神经标本。
9.下肢神经标本。
10.脊神经组成、分布模型。

三、实验内容

（一）脊神经概况

脊神经与脊髓相连，共31对，主要分布于躯干和四肢。在脊髓两侧，前、后各有一束纤维根丝相连，前方为前根，由发自脊髓内部的运动神经纤维组成；后方为后根，由感觉神经纤维组成。前、后根在出椎间孔处相会合，组成脊神经。31对脊神经分别与脊髓的31个节段相对应。每一个脊髓节段都有一对与之相连的脊神经。其中颈神经8对、胸神经12对、腰神经5对、骶神经5对、尾神经1对。脊神经干很短,从相应的椎间孔穿出后立即分为4支:脊膜支、交通支、后支和前支。后支细小,不成丛,分布于棘突两旁,项、背、腰、骶部的肌肉和皮肤。前支粗大,除胸神经前支呈节段性分布于胸腹壁外,其余均先交织成丛,再由丛发出分支分布于相应区域。脊神经前支形成的丛有:颈丛、臂丛、腰丛和骶丛。前支和后支均为混合性神经,含有运动性和感觉性神经纤维,注意与脊神经的前、后根相区别。

(二)颈丛

1.组成及位置　由 $C_{1~4}$ 前支组成,位于胸锁乳突肌上部的深面。

2.皮支　由胸锁乳突肌后缘中点浅出,分布于枕部、耳后、颈侧及颈前部皮肤。其分支有颈横神经、锁骨上神经、耳大神经、枕小神经等。由于它们均经胸锁乳突肌后缘中点浅出,因此将此区域称为颈皮神经点,颈部手术通常在此点注射麻醉剂。

3.肌支　其中重要的有膈神经。膈神经是颈丛中最长的一支,为混合神经。

行程:由颈丛发出后→前斜角肌前面→于锁骨下动、静脉之间经胸廓上口入胸腔→肺根前方→纵隔胸膜和心包之间→膈。

分布:运动纤维支配膈肌,感觉纤维分布于胸膜、心包和膈下腹膜。右侧还分布于肝及胆管系统。

(三)臂丛

1.组成及位置　由 $C_{5~8}$ 前支及 T_1 前支大部分组成,位于斜角肌间隙、锁骨中点后方和腋动脉周围。在腋窝内,围绕腋动脉形成内侧束、外侧束和后束。由各束发出数条长的神经,主要分布到肩、臂、前臂和手的肌及皮肤。

2.肌皮神经　起自外侧束,支配臂前群肌,终支分布于前臂外侧皮肤。肱骨骨折和肩关节脱位时常伴有肌皮神经损伤,主要表现为屈肘无力和前臂外侧皮肤的皮肤感觉障碍。

3.正中神经　以两根起自内、外侧束,伴肱动脉下行至肘窝,并穿过旋前圆肌向下经指浅、深屈肌之间,支配前臂大部屈肌和除拇收肌以外的鱼际肌及第1、2蚓状肌;皮支分布于手掌桡侧2/3,桡侧三个半手指掌面及其背面中、远节的皮肤。根据走行和分布,正中神经容易损伤的部位是前臂和腕部。因腕管狭窄,正中神经受压,引起拇指不能对掌,拇、示、中指远节皮肤感觉障碍和"猿手"畸形。

4.尺神经　起自内侧束,伴肱动脉下行,向下经肘关节后方紧贴尺神经沟下行,渐至前臂前部,伴尺动脉走行,达腕部经掌腱膜的深面入手掌,支配前臂尺侧一块半肌和小鱼际肌,拇收肌,骨间肌,第3、4蚓状肌;皮支分布于手掌尺侧1/3,尺侧一个半手指掌面及手背尺侧1/2和尺侧二个半手指背面的皮肤。肱骨内上髁骨折,损伤尺神经,引起拇指不能内收,其他各指不能内收、外展,小指感觉丧失和"爪形手"畸形。

5.桡神经　起自后束,在肱骨后面,贴肱骨后面的桡神经沟走向外下达肱骨外上髁前方、分深、浅两支。肌支主要支配前臂后群肌；皮支伴桡动脉下行,达前臂远端背面,分布于臂、前臂背面及手背桡侧 1/2 和桡侧二个半手指背面皮肤。肱骨干骨折易损伤桡神经,主要表现为:不能伸腕和伸指,手背桡侧 1/2 和桡侧两个半指背面的皮肤感觉障碍,形成"垂腕症"。

6.腋神经　起自后束,向后穿经四边孔,绕肱骨外科颈达三角肌的深方,肌支支配三角肌和小圆肌；皮支分布于肩部和臂上外侧面的皮肤。肱骨外科颈骨折易损伤腋神经,引起肩关节外展困难,三角区皮肤感觉障碍和"方形肩"畸形。

(四)胸神经前支

胸神经前支包括 11 对肋间神经和 1 对肋下神经。肌支支配肋间肌和腹前外侧群肌；皮支分布于胸、腹壁皮肤及壁层胸、腹膜。其皮肤的节段性分布为:T_2(相当于胸骨角平面)、T_4(相当于乳头平面)、T_6(相当于剑突平面)、T_8(相当于肋弓下缘平面)、T_{10}(相当于脐平面)、T_{12}(相当于脐与耻骨联合上缘连线中点平面)。

(五)腰丛

1.组成及位置　由 $T_{12} \sim L_3$ 前支及 L_4 前支的一部分组成,位于腰大肌中及其后方。

2.髂腹下、髂腹股沟神经　肌支支配腹壁肌,皮支分布于下腹部、腹股沟区、外生殖器等。

3.股神经　肌支支配大腿前群肌；皮支分布于大腿前面、小腿内侧面及足内侧缘皮肤。股神经损伤,引起抬腿困难,不能伸小腿,股前及小腿内侧面皮肤感觉障碍,膝跳反射消失。

4.闭孔神经　肌支支配大腿内侧群肌；皮支分布于大腿内侧的皮肤。

5.生殖股神经　股支分布于股三角上部皮肤,生殖支支配提睾肌并分布于阴囊、大阴唇附近皮肤。

(六)骶丛

1.组成及位置　由 L_4 前支剩余部分、$L_5 \sim C_0$ 前支组成,位于骶骨及梨状肌前面。

2.臀上神经　经梨状肌上孔出盆腔,支配臀中肌、臀小肌。

3.臀下神经　经梨状肌下孔出盆腔,支配臀大肌。

4.阴部神经　经梨状肌下孔出盆腔,绕坐骨棘经坐骨小孔入坐骨肛门窝向前发出分支:肛神经、会阴神经、阴茎(阴蒂)背神经,分布于肛门、会阴部和外生殖器的肌肉和皮肤。

5.坐骨神经　经梨状肌下孔出盆腔,在臀大肌深面下行,经大转子与坐骨结节之间下降到股后群肌深面下行至腘窝上方分为胫神经和腓总神经。坐骨神经发肌支支配大腿后群肌。

(1)胫神经:下行至内踝后方分为足底内、外侧神经,进入足底。分布于小腿后群肌、小腿后面皮肤和足底肌肉、皮肤。胫神经损伤,引起足不能跖屈和内翻,小腿后面及足底皮肤感觉迟钝或丧失以及"仰趾足"(钩状足)畸形。

(2)腓总神经:绕腓骨颈向前分为腓浅神经和腓深神经。腓浅神经分布于小腿外侧群肌、小腿前外侧面及足背皮肤。腓深神经分布于小腿前群肌和足背肌。腓骨颈骨折易损伤腓总神经,引起足不能背屈、足下垂,小腿外侧及足背皮肤感觉迟钝或消失,行走时呈"跨阈步态",久之可呈"马蹄内翻足"畸形。

四、实验情境

患者吴某,男,16岁。3天前因摔伤致右肱骨中下段骨折,伤后即予以伤肢功能位石膏外固定。两天后在臂丛麻醉下行切开复位普通9孔钢板内固定术。术中肉眼见桡神经完整未缺损,术中以橡皮条牵拉,牵拉时间约2小时。术中桡神经周围黏膜有一小出血点,很小心予以结扎。手术后即出现典型桡神经损伤表现(伤后术前检查未发现桡神经损伤表现):腕关节与前臂呈90度弯曲,完全不能上抬;5指完全不能伸展;大拇指完全不能外展。

思考:臂丛麻醉选择的部位。桡神经损伤为何会出现以上症状?

五、实验步骤

步骤1. 首先在连接有脊神经的脊髓标本和模型上仔细观察脊神经的前根和后根以及脊髓节段与脊神经的关系。

步骤2. 观察颈丛:在头颈部血管神经标本上寻找颈丛主要皮支,观察其分布情况。在整尸标本上寻找膈神经,观察其走行及分支分布。

步骤3. 观察臂丛:在颈、臂部神经标本(图12-16)及上肢神经标本(图12-17、图12-18)上寻找臂丛神经,观察臂丛的内侧束、外侧束和后束。分别在各束上寻找其发出的分支,观察其走行及分布。

寻找确认臂丛及分支的方法:

臂丛神经的五大分支分别由臂丛的三束发出:自外侧束发出的有肌皮神经和正中神经的外侧根;自内侧束发出的为尺神经和正中神经内侧根;后束最粗,发出较粗大的桡神经和细小的腋神经。在腋窝和臂部神经较多,不易辨认。但在前臂正中神经粗大,位于前臂屈肌群正中,易于确认。牵拉前臂的正中神经,可见臂部的正中神经借内、外侧根和臂丛内、外侧束相连。确定臂丛内、外侧束,即可找到自外侧束发出的肌皮神经,自内侧束上发出的则为尺神经。确认内、外侧束后,位于腋动脉后方较粗的另一束即为后束,后束的延续即桡神经,后束上发出的一小支,且位置较高的即为腋神经。

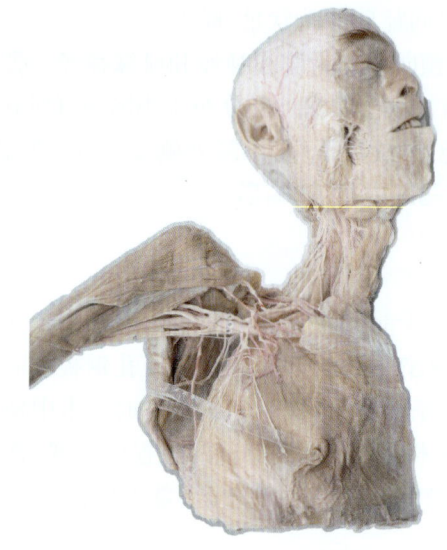

图 12-16　颈、臂部神经标本

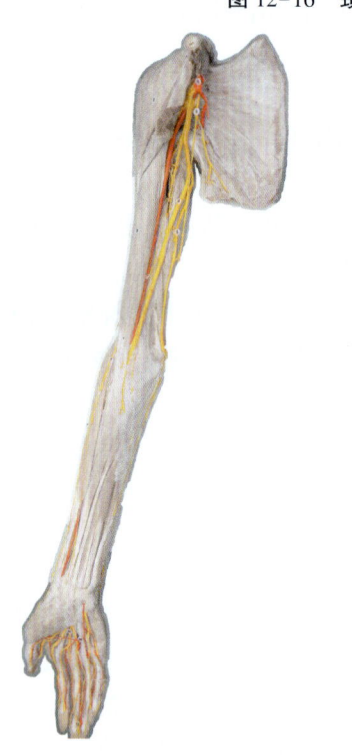 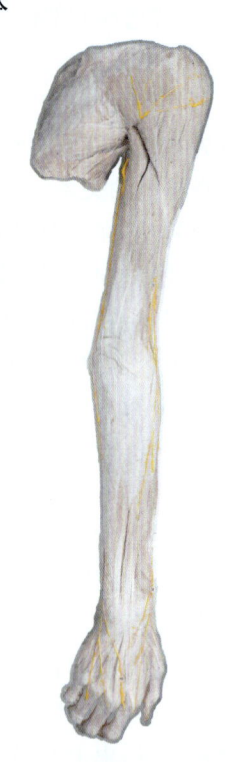

图 12-17　上肢神经标本(前面观)　　图 12-18　上肢神经标本(后面观)

步骤 4.观察胸神经前支:在腹壁的肌肉、血管和神经标本(图 12-19)上寻找肋间神经,观察其走行及分布。

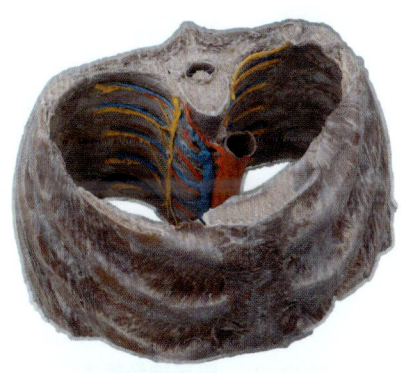

图 12-19　腹壁的肌肉、血管和神经标本

步骤 5.观察腰丛:在盆腔正中矢状切标本和腰、骶丛神经标本(图 12-20)上寻找腰丛主要神经,观察其走行及分布。

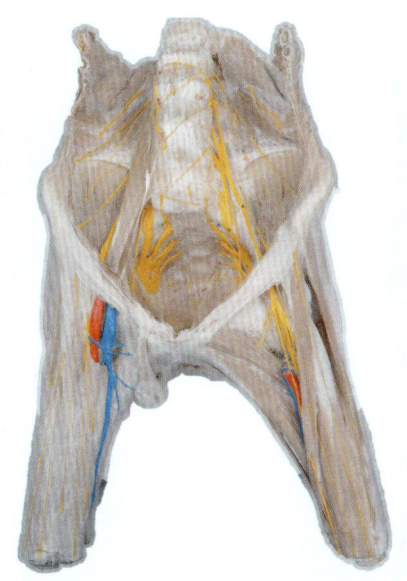

图 12-20　腰、骶丛神经标本

步骤 6.观察骶丛:在盆腔正中矢状切标本和腰、骶丛神经标本上寻找骶丛主要神经,结合阴部神经标本(图 12-21)及下肢肌肉、血管、神经标本(图 12-22、图 12-23),观察骶丛主要神经走行及分布。

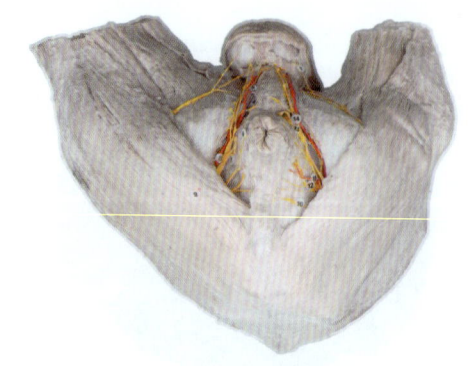

图 12-21　阴部神经标本

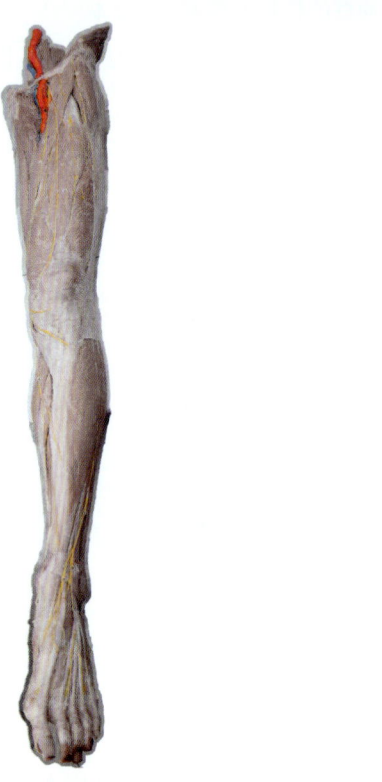 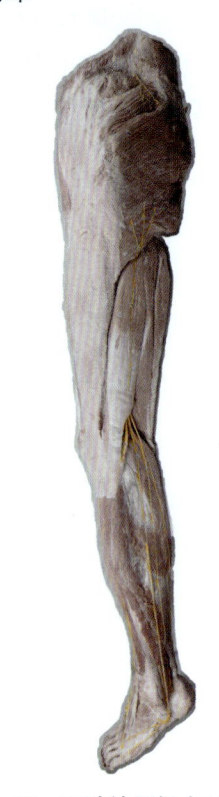

图 12-22　下肢神经标本（前面观）　　图 12-23　下肢神经标本（后面观）

六、注意事项

1. 为掌握神经的行程和主要毗邻关系，在观察神经主干行程时，必须把附近结构放回原来解剖位置。

2. 在观察脊神经的分布时，必须结合相应部位的骨骼肌进行学习。

3. 脊神经感觉纤维的分布，仍然显示节段性，尤其是在躯干皮肤的分布。记住它们的节段性分布十分重要。临床上,脊髓损伤时通过脊神经节段性分布规律,判断脊髓节段病变部位,必要时确定手术位置。

4.爱护标本,切忌强拉硬拽。

七、实验作业

1.以小组为单位,结合标本和模型描述各神经丛的位置、组成和主要分支的来源、走行、分布及损伤后的表现。

2.小组间互相提问。在相关标本及模型上正确指认各神经丛的位置,主要分支的来源、走行、分布,推断损伤后的表现。依据对方回答的准确性和完整性进行互评并打分。

八、思考题

1.结合臂丛神经走行说出肱骨外科颈、肱骨干、肱骨内上髁骨折易损伤什么神经,各会出现哪些症状。为什么?

2.结合坐骨神经骨盆穿出部位、走行等,思考为什么肌肉注射要选择在臀部外上象限进行。

知识拓展

断肢再植

肢体因外伤或手术造成完全或不完全断离,必须吻合动脉才能存活的,称为断肢。用手术方法将断肢重新接回原位称断肢再植或肢体再植。再植有一定时限。一般在室温20 ℃情况下,完全缺血6~10小时后,断离肢体的各种组织,将先后发生不可逆的变性,即使血液循环恢复,肢体仍不免坏死。但在寒冷的季节,断离肢体组织的变性较慢,即使再植时限超过6小时,只要经过良好急救处理和再植手术,仍可存活,在组织还没有死亡之前给予冷藏、高压氧等措施,可延长再植的时限。临床上缺血36小时的肢体也有再植成功的。再植肢体在血管神经吻合成功时很大程度上能恢复一定功能。如果接上去的肢体对功能不利,就不应再植。如小腿被辗碎,只能将断足接在股骨下端,虽有可能接活,但会给装配假肢带来困难。断离肢体主要神经遭到广泛损伤,现如今又缺乏有效的修复方法,即使再植肢体,存活也没有功能。

(邓爱民　穆卫卫)

任务五　脑神经

一、实验目的

1.掌握脑神经的名称、性质、连接脑部位、出入颅部位和分布概况；动眼神经、三叉神经、面神经、迷走神经的行程、纤维成分、主要分支、分布及损伤后的症状。
2.熟悉滑车神经、展神经、舌咽神经、副神经和舌下神经的性质和分布。
3.了解嗅神经、视神经、前庭蜗神经的性质和分布。
4.具备观察标本模型、辨识人体形态结构以及分析问题的技能。
5.通过学习脑神经的损伤对人体面部造成的伤害，引导学生关心同情伤者，提高为伤者分忧解难、守护生命健康的职业素养，树立医学生的职业使命感。

二、实验材料

1.新鲜颅底标本（附脑神经根）。
2.下颌骨标本。
3.头颈正中矢状切面标本。
4.眶内神经标本。
5.面部浅层血管、神经标本。
6.面部深层血管、神经标本。
7.颈部深层血管、神经标本。
8.胸腹腔示迷走神经标本。

三、实验内容

（一）12对脑神经名称口诀

Ⅰ嗅Ⅱ视Ⅲ动眼，Ⅳ滑Ⅴ叉Ⅵ外展，Ⅶ面Ⅷ听Ⅸ舌咽，迷、副、舌下12全。

（二）根据纤维成分不同的分类

1.按照脑神经所含纤维成分分类　一般分为四种，即躯体感觉、内脏感觉、躯体运动和内脏运动。但由于头部含有嗅、味、听和平衡的特殊感觉器官，所以全部脑神经纤维中，其机能成分则在脊神经四种成分的基础上演变为七种，脑神经和脊神经纤维成分的比较见表12-1。

表 12-1 脑神经和脊神经纤维的比较

	脊神经	脑神经
感觉纤维	躯体感觉纤维	一般躯体感觉纤维——来自肌、皮及口、鼻腔黏膜 特殊躯体感觉纤维——来自视器和前庭蜗器
	内脏感觉纤维	一般内脏感觉纤维——来自头、颈、胸、腹脏器 特殊内脏感觉纤维——来自嗅器和味蕾
运动纤维	躯体运动纤维	躯体运动纤维——支配眼外肌和舌肌
	内脏运动纤维	一般内脏运动纤维——控制平滑肌、心肌和腺体 特殊内脏运动纤维——支配咀嚼肌、面肌和咽喉肌

注:为了便于理解,统一以四种纤维成分描述,将特殊内脏运动与躯体运动合并。

2.十二对脑神经的分类及含有副交感纤维的脑神经

(1)感觉性脑神经:第Ⅰ、Ⅱ、Ⅷ对脑神经。

(2)运动性脑神经:第Ⅲ、Ⅳ、Ⅵ、Ⅺ、Ⅻ对脑神经。

(3)混合性脑神经:第Ⅴ、Ⅶ、Ⅸ、Ⅹ对脑神经。

(4)含副交感纤维的脑神经:第Ⅲ、Ⅶ、Ⅸ、Ⅹ对脑神经。

(三)各脑神经简介

1.嗅神经

内脏感觉纤维:鼻腔嗅区黏膜嗅细胞→嗅丝(嗅细胞的中枢突)$\xrightarrow{\text{筛孔}}$嗅球

2.视神经

躯体感觉纤维:视网膜节细胞→视神经$\xrightarrow{\text{视神经管}}$视交叉→视束→外侧膝状体

3.动眼神经

(1)躯体运动纤维:动眼神经核(中脑)→动眼神经$\xrightarrow{\text{眶上裂}}$支配除外直肌和上斜肌外的所有眼肌

(2)内脏运动纤维:动眼神经副核(中脑)→动眼神经$\xrightarrow{\text{眶上裂}}$睫状神经节→节后纤维支配瞳孔括约肌和睫状肌

4.滑车神经

躯体运动纤维:滑车神经核(中脑)$\xrightarrow{\text{眶上裂}}$支配上斜肌

5.三叉神经

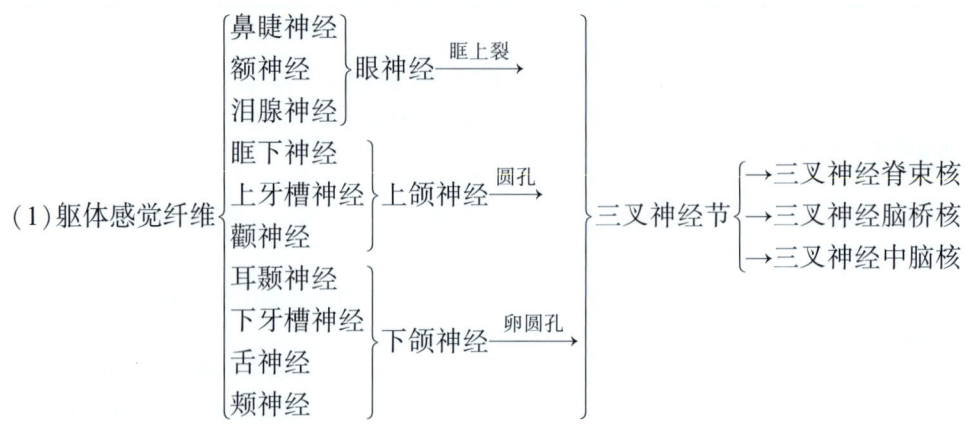

(2)躯体运动纤维:三叉神经运动核→下颌神经$\xrightarrow{卵圆孔}$支配咀嚼肌等

三叉神经节又称半月神经节(由假单极神经元积聚),位于颅中窝颞骨岩部尖端的三叉神经压迹处,有硬脑膜包裹。由神经节的前外缘分出三叉神经的三大分支,即眼神经(感觉神经)分布于额顶部、上睑和鼻背的皮肤、眼球、泪腺、结膜及部分鼻腔黏膜;上颌神经(感觉神经)分布于上颌牙齿和牙龈、蝶窦、上颌窦和鼻腔黏膜、口裂和眼裂之间的皮肤等;下颌神经(混合性神经)其运动纤维分布于咀嚼肌、鼓膜张肌等,感觉纤维分布于硬脑膜、下颌牙与牙龈、舌前2/3和口腔底的黏膜、耳颞区及口裂以下的皮肤等。

6.展神经

躯体运动纤维:展神经核(脑桥)→展神经$\xrightarrow{眶上裂}$支配外直肌

7.面神经

(1)躯体运动纤维:面神经核→面神经$\xrightarrow{内耳门→茎乳孔→腮腺}$分5支,支配面肌和颈阔肌

(2)内脏运动纤维:上泌涎核→面神经$\begin{cases}\xrightarrow{岩大神经}翼腭神经节\xrightarrow{经颧神经}泪腺\\ \xrightarrow{鼓索→舌神经}下颌下神经节→下颌下腺、舌下腺\end{cases}$

(3)内脏感觉纤维:舌前2/3味觉$\xrightarrow{鼓索}$膝神经节→孤束核

8.前庭蜗神经

躯体感觉纤维:$\begin{cases}壶腹嵴、椭圆囊、球囊斑→前庭神经节→前庭神经\xrightarrow{内耳门}前庭神经核\\ 螺旋器→蜗神经节→蜗神经\xrightarrow{内耳门}蜗神经核\end{cases}$

9.舌咽神经

(1)躯体运动纤维:疑核(延髓)$\xrightarrow{颈静脉孔}$茎突咽肌支和咽支→支配茎突咽肌及其他咽肌

(2)内脏运动纤维:下泌涎核(延髓) $\xrightarrow{\text{鼓室神经→岩小神经}}$ 耳神经节→控制腮腺分泌

(3)内脏感觉纤维:
- 鼓室、乳突小房和咽鼓管黏膜 $\xrightarrow{\text{鼓室神经}}$
- 舌后1/3味觉和一般感觉 $\xrightarrow{\text{舌支}}$
- 咽部黏膜 $\xrightarrow{\text{咽支}}$
- 颈动脉窦和颈动脉小球 $\xrightarrow{\text{颈动脉支}}$
- 腭扁桃体、软腭及咽峡黏膜 $\xrightarrow{\text{扁桃体支}}$

→下神经节→孤束核

(4)躯体感觉纤维:耳后皮肤→上神经节→三叉神经脊束核

10.迷走神经

(1)内脏运动纤维:迷走神经背核 $\xrightarrow{\text{颈静脉孔}}$ 控制胸及大部腹腔脏器和腺体的活动

(2)躯体运动纤维:疑核 $\xrightarrow{\text{颈静脉孔}}$ 经喉上、喉返神经和咽支,支配咽喉肌

(3)内脏感觉纤维:胸腹腔脏器及咽喉黏膜的内脏感觉→下神经节→孤束核

(4)躯体感觉纤维:耳后、外耳道、颅后窝硬脑膜→上神经节→三叉神经脊束核

11.副神经

躯体运动纤维:
- 疑核 $\xrightarrow{\text{颅根}}$ 并入迷走神经,支配咽喉肌
- 副神经核 $\xrightarrow{\text{脊髓根}}$ 支配胸锁乳突肌和斜方肌

12.舌下神经

躯体运动纤维:舌下神经核 $\xrightarrow{\text{舌下神经管}}$ 支配舌内肌和部分舌外肌

(四)器官神经分布

1.舌的神经分布

感觉
- 黏膜　前2/3由三叉神经的舌神经管理;后1/3由舌咽神经的舌支管理
- 味觉　前2/3由面神经的鼓索管理;后1/3由舌咽神经的舌支管理

运动　由舌下神经支配

2.颜面部的神经分布

感觉
- 眼裂以上皮肤:由三叉神经的眼神经管理
- 眼裂与口裂之间皮肤:由三叉神经的上颌神经管理
- 口裂以下皮肤:由三叉神经的下颌神经管理

运动
- 表情肌由面神经的颅外支支配
- 咀嚼肌由三叉神经的下颌神经的运动支支配

3.眼的神经分布

- 视觉：视神经
- 感觉：眼球壁、结膜、上睑、泪腺(V1-眼神经)；下睑(V2-眶下神经)
- 运动：
  - 眼外肌：上、下、内直肌、下斜肌、提上睑肌(动眼神经支配)；外直肌(展神经支配)；上斜肌(滑车神经支配)
  - 眼内肌：瞳孔括约肌、睫状肌(动眼神经的副交感纤维支配)；瞳孔开大肌(交感神经支配)
- 泪腺分泌(面神经的副交感纤维经颧神经支配)

四、实验情境

患者常某，女，75岁。右侧口眼歪斜一年。患者于一年前感冒后，出现左侧面部不适，耳后疼痛，左侧眼睑下垂，闭合不全，左侧额纹消失，鼓腮吹哨不能，做头部CT未见明显异常，到某区医院针灸近三个月，未见好转，出现左侧下眼睑抽搐痉挛，遂来我院求治，收入院治疗。查体BP：160/80 mmHg，心肺听诊未见异常，P：65次/分，律齐，腹平软，肝脾未触及。神经系统检查：意识清楚，检查合作。颅神经检查左侧口眼歪斜、额纹不对称、左眼眼睑不能闭合、口角向左歪斜、人中沟不居中，鼓腮吹哨不能，四肢肌力肌张力均正常，未引出病理征，无脑膜刺激征。初步诊断：面神经损伤。

思考：患者为何出现以上症状？

五、实验步骤

步骤1. 观察嗅神经：在头正中矢状切面标本上寻找嗅神经。

步骤2. 观察眶内的神经：在新鲜颅底标本(附脑神经根)(图12-24)上寻找视神经、动眼神经、滑车神经、展神经和眼神经，观察其走行。

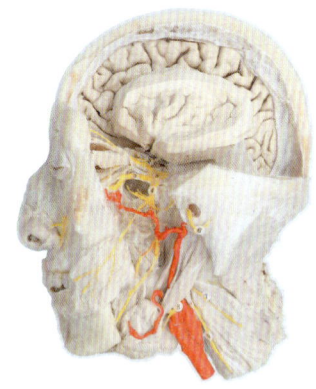

图12-24 新鲜颅底标本(附脑神经根)

步骤3. 观察面浅部神经：在面部浅层血管、神经标本(图12-25)上寻找眶上神经、眶下神经和颏神经、面神经分支、耳颞神经等,观察其走行及分布。

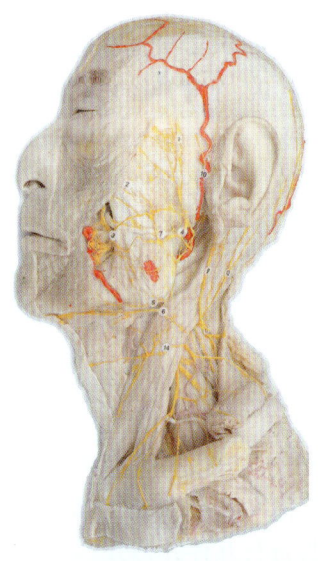

图 12-25　面部浅层血管、神经标本

步骤 4.观察面深部神经:在面部深层血管、神经标本(图 12-26)上寻找下颌神经的主要分支:耳颞神经、舌神经、下牙槽神经,观察其走行及分布。

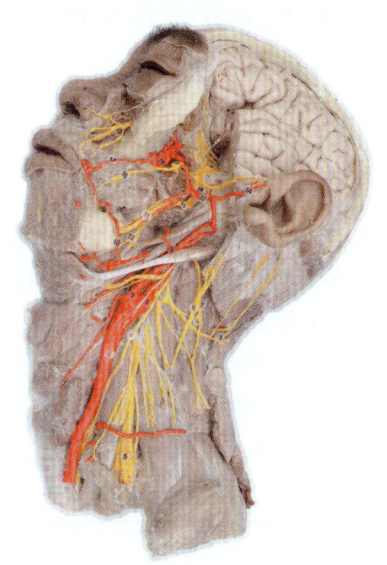

图 12-26　面部深层血管、神经标本

步骤 5.观察舌咽神经、迷走神经、副神经、舌下神经:在颈部血管、神经标本上寻找以上神经,观察其走行及分布。在胸腹部标本上寻找迷走神经,观察其走行及分布。

六、注意事项

1.实验前复习颅底内面观孔、裂、管、沟等结构和下颌骨的结构。

2.在12对脑神经中,以Ⅴ、Ⅶ、Ⅸ、Ⅹ对神经在结构、性质、行程和分布上较为复杂,故应作为重点观察内容。

3.大部分脑神经的行程和分支在标本上不易完全显示,给观察带来一定困难。因此必须充分利用模型和挂图,并根据所经过的孔、道、支配的器官、特殊的毗邻关系等进行辨认和理解。

4.注意结合脑神经概述挂图进行理解和记忆。

5.实验中爱护标本。

七、实验作业

1.以小组为单位,结合标本和模型认真观察并描述十二对脑神经位置、走行和分支分布。

2.小组间互相提问。在相关标本及模型上正确指认十二对脑神经位置、分支分布。依据对方回答的准确性和完整性进行互评并打分。

八、思考题

1.简要说出舌、颜面、眼的神经分布。

2.思考动眼神经、面神经不同部位,副神经、舌下神经损伤各有何症状,为什么。

3.结合自身说出三叉神经分支和分布。

知识拓展

警惕生活中的口歪眼斜

在生活中,有些人有口眼歪斜现象,此时一定要引起高度重视。口眼歪斜是面瘫的临床表现。临床上,面瘫分为中枢性面瘫和周围性面瘫。中枢性面瘫最常见的病因就是脑血管疾病,比如脑出血或者脑梗。周围性面瘫就是常说的受风引起,往往出现在年轻人身上,多数与感冒病毒感染引起的面神经水肿有关,少数情况是脑干或者脑桥小脑角处肿瘤压迫引起的周围性面瘫。中枢性面瘫与周围性面瘫的主要鉴别是额纹是否消失。周围性面瘫额纹消失,而中枢性面瘫仅仅是额纹以下面部出现口眼歪斜表现,额纹存在。

(邓爱民 穆卫卫)

项目十三 内分泌系统

任务一 甲状腺与甲状旁腺

一、实验目的

1. 掌握甲状腺、甲状旁腺的位置和形态。
2. 熟悉甲状腺的毗邻。
3. 了解甲状腺、甲状旁腺的血管分布及功能。
4. 锻炼学生看标本识结构的技能；培养学生将理论联系临床，运用所学解剖学知识解决实际问题的能力。
5. 培养学生良好的心态，以乐观、豁达的态度面对挫折和失败。

二、实验材料

1. 颈部解剖标本。
2. 甲状腺模型。
3. 超轻彩色黏土。

三、实验内容

（一）甲状腺

1. 位置和形态　甲状腺是人体最大的内分泌腺，棕红色，呈"H"形，由左、右2个侧叶及中间的甲状腺峡部构成。其侧叶呈锥体型，位于喉与气管的两侧，上端位于甲状软骨中部，下端至第6气管软骨环，后方平对第5~7颈椎。甲状腺峡部位于第2~4气管软骨环的前方，约50%的人自峡部向上伸出锥状叶。

2. 毗邻　在甲状腺侧叶的背面有甲状旁腺，后外方与颈部血管相邻，内侧毗邻喉、气管、咽、食管和喉返神经。当甲状腺肿大时，可压迫以上结构，导致呼吸困难、吞咽困难和声音嘶哑等症状。当进行吞咽动作时，甲状腺随着喉的活动而上、下移动。

3.血供 甲状腺的血液供应主要源于一对甲状腺上动脉(颈外动脉的分支)和一对甲状腺下动脉(锁骨下动脉的分支),偶有一支发自头臂干或主动脉弓的甲状腺最下动脉。

4.功能 甲状腺的主要功能是合成、储存和分泌甲状腺素,促进机体的新陈代谢、生长发育,特别是对婴幼儿的骨骼发育和中枢神经系统发育影响显著。儿童时期甲状腺功能低下引起呆小症,患儿身体矮小、智力低下。

(二)甲状旁腺

1.位置和形态 甲状旁腺呈棕黄色、卵圆形、黄豆大小,位于甲状腺侧叶的后面。一般有上、下两对。上甲状旁腺的位置恒定,位于甲状腺侧叶后缘的中、上1/3交界处,下甲状旁腺的位置变异较大,多位于侧叶后缘近下端的甲状旁腺下动脉附近。

2.功能 甲状旁腺分泌甲状旁腺素,其功能是调节体内钙、磷的代谢,参与维持血钙平衡。如果甲状腺手术中误切除甲状旁腺,可引起血钙降低、手足抽搐,肢体呈对称性疼痛和痉挛,若甲状旁腺功能亢进,则可引起骨质疏松。

四、实验情境

患者王某,女,28岁。颈前增粗4个月,无疼痛、发热,饮食、大小便及睡眠均正常,体重无下降。查体 T:36.4 ℃,P:80次/分,R:20次/分,BP:120/70 mmHg。甲状腺呈对称2度肿大,表面光滑,质软,听诊无血管杂音。实验室检查血常规:Hb:110 g/L,WBC:6.0×10^9/L,N:0.68,Plt:260×10^9/L。初步诊断为单纯性甲状腺肿。

思考:通过病例描述,我们可以发现患者甲状腺已经发生了形态学改变,那么,正常甲状腺应该是什么样子的呢?

五、实验步骤

步骤1.观察颈部解剖标本(示甲状腺)(图13-1),找到甲状腺。描述甲状腺的位置和形态。

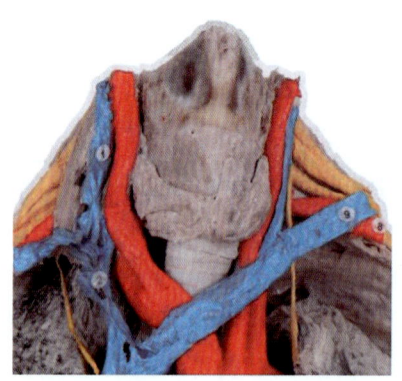

图13-1 颈部解剖标本(示甲状腺)

步骤 2.观察颈部解剖标本(示甲状腺),找出和甲状腺相毗邻的器官,并描述它们之间的相互位置关系。

步骤 3.结合甲状腺模型(图 13-2),观察甲状腺的血管分布。

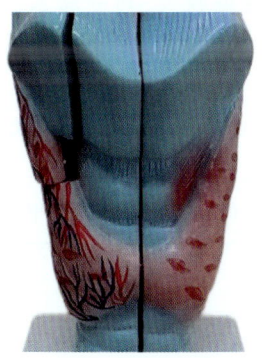

图 13-2　甲状腺模型

步骤 4.观察甲状腺模型的后面观,找到甲状旁腺,描述甲状旁腺的位置和形态。

六、注意事项

1.课前要提前预习教材中相关理论内容。

2.实验过程中要注意对标本和模型的维护。

3.标本和模型存在一定的差异,两者要互相结合,对比学习。

4.实验完毕后把标本、模型整理好,做好值日工作,值日生经指导老师检查后,关好门、窗、水、电方可离开。

七、实验作业

1.以小组形式,在标本和模型上找到甲状腺和甲状旁腺,并描述其位置。

2.小组间互相提问,结合标本或模型分别描述甲状腺和甲状旁腺的形态;甲状腺的供血动脉。依据对方回答的准确性和完整性进行互评并打分。

3.每个小组结合本次课所学器官的形态,用超轻彩色黏土制作出等比例大小的模型,要求外观精美,结构清晰准确。指导老师根据各组作品的完整性、准确性及美观性进行打分。

八、思考题

结合本次课所学内容解释为什么临床上气管切开术常选择在 3~5 气管软骨环处做切口。

> **乐观、豁达、健康生活**
>
> ## 年轻人，远离甲亢
>
> 　　现在的年轻白领们的压力普遍较大，内分泌系统活跃程度高且稳定性差，当受到较大的工作、生活压力或精神刺激时，容易出现自身免疫调节异常，致使甲状腺激素分泌过多而导致一系列症状。
>
> 　　随着生活水平的提高，人们更应多关注自己的饮食和精神健康。忙碌的年轻人应尽量保持学习、工作环境的宽松，学会给自己减压。保持乐观、豁达的态度，面对压力、挫折和失败，做到身心健康，良好的心态亦是预防甲亢的一剂良药。

（杨　璞）

任务二　肾上腺

一、实验目的

1. 掌握肾上腺的位置和形态。
2. 熟悉肾上腺的毗邻。
3. 了解肾上腺的功能。
4. 锻炼学生看标本识结构的技能；培养学生将理论联系临床,运用所学解剖学知识解决实际问题的能力。
5. 培养学生求真务实、科学严谨的工作态度。

二、实验材料

1. 大体解剖标本。
2. 双肾及肾上腺标本。
3. 超轻彩色黏土。

三、实验内容

(一) 位置和形态

肾上腺位于肾的上方,呈淡黄色。左侧近似半月形,右侧呈三角形。肾上腺前面是血管、神经和淋巴管出入之处。肾上腺与肾共同包裹在肾筋膜内,属腹膜外位器官。

(二) 毗邻

肾上腺毗邻的器官左、右侧不同,左肾上腺前面的上部借网膜囊与胃后壁相隔,下部与胰尾、脾血管相邻,内侧缘接近腹主动脉。右肾上腺的前面为肝,前面的外上部没有腹膜,直接与肝的裸区相邻,内侧缘紧邻下腔静脉。左、右肾上腺的后面均为膈。

(三) 功能

肾上腺由周围的皮质和中央的髓质两部分构成。肾上腺皮质分泌盐皮质激素、糖皮质激素和性激素,主要调节水盐代谢、碳水化合物代谢以及影响性行为和第二性征。肾上腺髓质分泌肾上腺素和去甲肾上腺素,可使心跳加快、心肌收缩力加强、小动脉收缩,维持血压和调节内脏平滑肌的活动。

四、实验情境

患者李某,女,65岁。查体发现右侧肾上腺肿物。右侧腹膜后肾上腺区类圆形软组织肿块,边界清晰,内部见散在点状钙化。病理结果显示:右侧肾上腺海绵状血管瘤,内伴出血及坏死。肾上腺组织内可见大量凝固性坏死,边缘见少量扩张的血管组织。

思考:患者右侧肾上腺发生样变,可能对周围哪些器官产生影响?肾上腺正常情况下应该呈现什么样的形态?

五、实验步骤

步骤 1. 在大体解剖标本的腹腔中,找到左、右肾上腺,描述肾上腺的位置;找出与左、右肾上腺相毗邻的器官并描述它们之间的相互位置关系。

步骤 2. 观察双肾及肾上腺标本,分别描述两侧肾上腺的形态。

六、注意事项

1. 课前要预习教材中相关理论内容。
2. 实验过程中要注意对标本和模型的维护。
3. 标本和模型存在一定的差异,两者要互相结合,对比学习。
4. 实验完毕后把标本、模型整理好,做好值日工作,值日生经指导老师检查后,关好门、窗、水、电方可离开。

七、实验作业

1. 以小组形式,在标本上找到肾上腺的位置。
2. 小组间互相提问,结合标本和模型分别描述左、右肾上腺的形态。依据对方回答的准确性和完整性进行互评并打分。
3. 每个小组结合本次课所学肾上腺的形态,用超轻彩色黏土制作出等比例大小的模型,并和泌尿系统中肾的黏土模型相黏合,要求外观精美,结构清晰准确。指导老师根据各组作品的完整性、准确性及美观性进行打分。

八、思考题

试述肾上腺的形态、位置和功能。

科学严谨,针对治疗

需警惕的高血压

高血压是当今比较常见的一种疾病,中老年人和肥胖人群发病率较高。但如果年轻人出现了高血压则必须更加警惕,因为这类患者可能患有继发性高血压,即一种由肾脏或肾上腺相关疾病引起的高血压。常见的肾上腺疾病可导致肾上腺皮质分泌皮质醇或者醛固酮增多、髓质分泌儿茶酚胺增多等,都可以导致高血压。这种继发性高血压,症状重、危害大且病因隐蔽,我们须更加注意。

一些年轻患者容易因为医生忽视了其原发病而被误诊,以至于错过了手术或者对症治疗的最佳时机。若能在早期进行正确诊断和治疗,大部分继发性高血压能够被治愈。医生面对高血压患者时,应做到有意识、有目的性地进行筛查,既不过多增加患者经济负担、浪费医疗资源,又能达到明确病因、针对性治疗的目的,通过所学,切实帮助到更多的患者。

(杨 璞)

任务三 垂体

一、实验目的

1. 掌握垂体的位置和形态。
2. 熟悉垂体的分部。
3. 了解垂体的功能。
4. 培养学生将理论联系临床,运用所学解剖学知识解决实际问题的能力。
5. 培养学生求真务实、科学严谨的工作态度。

二、实验材料

1. 颅底内面观标本。
2. 脑下面观标本。
3. 脑矢状切标本。

三、实验内容

(一)位置和形态

垂体位于颅底蝶骨体的垂体窝内,借漏斗连于下丘脑。灰红色,卵圆形,约黄豆大小。

(二)分部

分腺垂体和神经垂体两部分。腺垂体位于垂体前部,包括远侧部、结节部和中间部。神经垂体位于垂体后部,包括神经部和漏斗部,漏斗部与下丘脑相连。通常所说的垂体前叶主要指远侧部和结节部,后叶主要指神经部和中间部。

(三)功能

垂体所产生的激素不但与骨骼和软组织的生长有关,还可影响其他内分泌腺的功能。垂体前叶分泌的激素主要有3种。①生长激素:可促进骨与软组织生长。②促激素:包括促甲状腺激素、促肾上腺皮质激素和促性腺激素,可促进甲状腺、肾上腺皮质和性腺的分泌活动。③催乳素:可促使已发育且具备泌乳条件的乳腺分泌乳汁。垂体后叶主要储存和释放下丘脑分泌的抗利尿激素和催产素。

四、实验情境

患者高某,女,70岁。因视力下降5年,加重3月入院。查体:左眼视力0.2,右眼视力0.5,双颞视野缺损。四肢活动自如,肌力及肌张力正常。术前MRI显示:肿瘤主体位于鞍上,部分位于鞍内,正常垂体组织在其下方,较少见。肿瘤内部可见坏死、囊变。入院行冠切右额开颅肿瘤切除术,术后患者恢复顺利,视力较术前改善,顺利出院。术后病理示:嫌色细胞性垂体腺瘤。

思考:垂体位于颅内哪个部位?患者为什么会出现视力下降?

五、实验步骤

步骤 1. 在颅底内面观标本上找到垂体窝,观察垂体窝的大小以及和垂体窝相邻近的结构。

步骤 2. 观察脑下面观标本,找到垂体并描述垂体的形态。

步骤 3. 观察脑矢正中状切标本,在切面上找到垂体并指出腺垂体和神经垂体的位置。

六、注意事项

1. 课前要预习教材中相关理论内容。
2. 实验过程中要注意对标本和模型的维护。
3. 标本和模型存在一定的差异,两者要互相结合,对比学习。
4. 实验完毕后把标本、模型整理好,做好值日工作,值日生经指导老师检查后,关好门、窗、水、电方可离开。

七、实验作业

小组间互相提问,描述垂体的位置、形态和分部。依据对方回答的准确性和完整性进行互评并打分。

八、思考题

根据所了解的垂体功能,结合实验情境,除了已描述的症状,患者还可能出现哪些症状?

(杨　璞)

参考文献

[1] 邓爱民,江开春,陈道云.人体解剖学实验指导.上海:第二军医大学出版社,2011.
[2] 吴建清,徐冶.人体解剖学与组织胚胎学.8版.北京:人民卫生出版社,2018.
[3] 臧卫东.人体解剖学与组织胚胎学课程思政.郑州:郑州大学出版社,2021.
[4] 侯小丽,王世广.康复治疗解剖生理基础.郑州:郑州大学出版社,2022.
[5] 柏树令,应承军.系统解剖学.8版.北京:人民卫生出版社,2014.
[6] 崔慧先,李瑞锡.局部解剖学.9版.北京:人民卫生出版社,2018.
[7] 丁文龙,刘学政.系统解剖学.9版.北京:人民卫生出版社,2018.
[8] 孙俊,薛黔.系统解剖学.北京:科学出版社,2014.
[9] STANDRING.格式解剖学.41版.丁自海,刘树伟,译.济南:山东科学技术出版社,2017.
[10] 汪剑威,高尚.系统解剖学实验指导.2版.北京:北京大学出版社,2016.
[11] 姚玉芹,王龙海,叶茂盛.人体解剖学与组织胚胎学.2版.南京:东南大学出版社,2014.
[12] 陈传好,李成.系统解剖学实验指导.2版.合肥:中国科学技术大学出版社,2014.
[13] 徐国成,韩秋生,霍琨.人体解剖学彩色图谱.2版.沈阳:辽宁科学技术出版社,2013.